神经内科疾病临床诊治与进展

王　强　主编

中国纺织出版社有限公司

图书在版编目（CIP）数据

神经内科疾病临床诊治与进展 / 王强主编. --北京：
中国纺织出版社有限公司，2020.7
ISBN 978-7-5180-7496-9

Ⅰ.①神… Ⅱ.①王… Ⅲ.①神经系统疾病—诊疗
Ⅳ.①R741

中国版本图书馆CIP数据核字（2020）第100564号

责任编辑：傅保娣　　责任校对：高　涵
责任设计：吴红秀　　责任印制：王艳丽

中国纺织出版社有限公司出版发行
地址：北京市朝阳区百子湾东里A407号楼　邮政编码：100124
销售电话：010—67004422　传真：010—87155801
http：//www.c-textilep. com
中国纺织出版社天猫旗舰店
官方微博http://weibo.com/2119887771
三河市宏盛印务有限公司印刷　各地新华书店经销
2020年7月第1版第1次印刷
开本：710×1000　1/16　印张：10
字数：192千字　定价：68.00元

前　言

神经内科是内科的一个分支，近年来由于科学技术的迅速发展，新的诊疗技术不断涌现，大大促进了神经内科的发展。这对神经内科医生提出了更高的要求，不仅需要掌握现代化的辅助诊断检测技术，还需要全面掌握神经内科的基础知识和临床技能，只有这样才能及时、准确地诊断疾病，给予患者及时合理的治疗。

本书主要阐述神经内科常见疾病，着重突出了每种疾病的临床特点，强调神经内科疾病诊断和鉴别诊断的临床思维与方法。本书以实用性为原则，以循证医学的方法和观点为基础，内容新颖、全面，理论与实践结合紧密，科学性和可操作性高，有较好的参考价值。

由于本书篇幅有限，难以将神经内科所有疾病全部列入。虽然编者在编写过程中力求精益求精，对稿件进行了多次认真的修改，但由于编写经验不足，加之时间有限，书中难免存在不足之处，敬请广大读者提出宝贵的修改建议，以期再版时修正完善。

编者

2020 年 5 月

目　录

第一章　神经内科常见症状

第一节　头痛

头痛是神经系统最常见的症状之一，引起头痛的病因较多。

一、病史

1.头痛部位

全头痛提示高血压、脑肿瘤、颅内感染及肌紧张性头痛；一侧头痛提示偏头痛、耳源性头痛、牙源性头痛、颞动脉炎等；前头痛多提示鼻窦炎、痛性眼肌麻痹。

2.头痛性质及程度

波动性头痛常见于偏头痛；剧烈头痛见于蛛网膜下腔出血及急性颅内高压；中度头痛见于慢性炎症、肿瘤；轻度头痛多为紧张性头痛。

3.病程

头痛时间长，症状波动，功能性头痛可能性大；头痛时间短，症状持续并有加重趋势，器质性疾病可能性大。

4.起病速度

急性起病多为偏头痛、脑出血、蛛网膜下腔出血；慢性起病多为肿瘤、慢性炎症。

5.伴随症状

头痛伴恶心、呕吐可为偏头痛、脑出血、蛛网膜下腔出血；伴头晕多为颅后窝病变；伴动眼神经麻痹多为动脉瘤。

6.诱发、加重和缓解因素

咳嗽后加重多为高颅压；坐起头痛加重多为低颅压；紧张、睡眠不足可诱发紧张性头痛；压迫颞动脉可缓解偏头痛。

二、症状和体征

头痛无神经系统体征多是功能性头痛；伴脑膜刺激征多见于脑膜炎、蛛网膜下腔出血；眼球突出、眼外肌麻痹、球结膜充血见于痛性眼肌麻痹；伴布伦斯综合征(Bruns syndrome)多为第四脑室活瓣性病变；一侧头痛伴对侧肢体运动障碍脑出血可能性大；慢性头痛伴癫痫发作提示脑囊虫病、脑肿瘤等。

第二节 眩晕

眩晕是因机体对空间关系的感觉障碍或平衡感觉障碍而产生的一种动性或位置性错觉。临床上可将其分为2种：①前庭系统性眩晕(又称真性眩晕)，是由前庭神经系统病变(包括前庭末梢器、前庭神经及其中枢)引起，表现为有运动幻觉的眩晕，例如有旋转、摇晃、移动感。②非前庭性眩晕(又称假性眩晕)，常由心血管疾病或全身性疾病引起，表现为头晕、头胀、头重脚轻、眼花等，无外环境或自身旋转的运动觉。

前庭系统性眩晕中，通常又将内耳前庭至前庭神经脑外段之间病变引起的眩晕，称为周围性眩晕。前庭神经脑内段、前庭神经核及其联系纤维、小脑、大脑等病变引起的眩晕，称为中枢性眩晕。

周围性眩晕临床表现特征为眩晕呈旋转性或向上、下、左、右晃动的感觉，典型的真性眩晕为感到周围景物向一定方向旋转，即他动性旋转性眩晕，眩晕一般持续数分钟或数日，很少超过数周。眩晕程度多较重，以致不能起身或睁眼。眼球震颤明显，呈水平性或旋转性，有快、慢相，常伴有耳鸣、听力减退和迷走神经激惹的症状，如恶心、呕吐、面色苍白、出冷汗、血压下降，躯体多向眼震慢相侧倾倒。前庭功能检查呈无反应或反应减弱。前庭周围性眩晕常见疾病有内耳眩晕症、良性发作性位置性眩晕、中耳炎所致的迷路炎、前庭神经元炎等。

中枢性眩晕临床表现特征为眩晕呈旋转性或摇摆感、倾斜感、地动感，眩晕持续时间较长，可在数月以上。眩晕程度较轻，眼震呈水平、旋转、垂直或混合性，可无快慢相，眼震可持续数月至数年。眩晕程度与眼震不一致，可伴轻度耳鸣及听力减退，迷走神经激惹症状也较轻，躯体发生倾倒方向不定。前庭功能检查多呈正常反应，前庭功能各项检查之间表现为反应分离。中枢性眩晕常见于脑干炎症、脑血管病、多发性硬化及颅内肿瘤等。

一、内耳眩晕症

内耳眩晕症又称梅尼埃病，为内耳迷路的内淋巴水肿所引起。其发病原因可能为血液循环障碍、自主神经功能紊乱、代谢障碍、变态反应、病毒感染等。大多数患者初次发病在50岁以前，以青壮年为多，男性多于女性。发病率占眩晕患者的9.7%～30%。本病临床特征为发作性眩晕，波动性、渐进性、感音性听力减退，耳鸣，耳聋，发作时常伴头痛、恶心、呕吐、腹泻、面色苍白、脉搏慢而弱及血压降低等。眩晕发作时患者往往卧床，不敢睁眼、翻身和转头，每次眩晕发作历时1～2d，即逐渐减轻而自行缓解。发作间歇长短不一，间歇期内一般无症状。

内耳眩晕症的原因至今未明确。治疗方法分为内科治疗与手术治疗两大类。

（一）内科治疗

1.一般治疗

卧床休息，饮食以半流质为宜，酌情给予静脉输液以维持营养，尽可能避开外界环境的各种刺激。

2.镇静药及安定药

应用目的在于清除患者焦虑不安的情绪，抑制前庭敏感度，以减轻眩晕，另外尚有止吐作用。常用药物有巴比妥0.03g，每天3次；地西泮2.5mg，每天3次；异丙嗪25mg，氯丙嗪12.5～25mg或奋乃静2mg，每天2～3次。

3.影响内淋巴电解质平衡

（1）限制水和盐分摄入：部分患者可以有效地控制发作或减轻发作强度，24h液体摄入不超过1500mL，禁止吃含盐较多的食物，有人建议每天盐限制在0.8～1.0g。

（2）利尿药：是利尿脱水的一种有效方法。研究表明，耳蜗血管及蜗旋韧带和内淋巴管的细胞与肾小管的细胞结构相似，利尿药可同时影响耳蜗与肾脏的离子交换。常用双氢氯噻嗪25mg，每天3次；螺内酯20mg，每天3次；或呋塞米20mg，每天1～2次。乙酰唑胺为碳酸酐酶抑制剂，使钠、钾及重碳酸盐类易于排出，故有减低内淋巴渗透压及利尿作用。于治疗前3d控制患者饮水及氯化钠摄入量，首剂为空腹一次服500mg，以后每次250mg，每天3～4次，10d为一疗程。服药后第8天，可逐渐增加食物内的氯化钠含量。除口服法外，也可用乙酰唑胺500mg溶于10%葡萄糖注射液250mL中做静脉滴注，每6h 1次，根据病情可连续应用3～4次，然后改用口服法。Jackson等认为，对内耳有毒性作用的利尿药如呋塞米、依他尼酸等不宜应用，眩晕急性发作期可用肾上腺皮质激素地塞米松10mg静脉滴注，每天

1次,可迅速缓解症状。

4.影响耳蜗血管壁的渗透性

根据交感神经兴奋性过高导致耳蜗血管纹毛细血管收缩缺氧,继而渗透性增高的学说,可采用血管扩张药,以改善耳蜗血液循环,降低毛细血管渗透性。常用地巴唑、罂粟碱、烟酸、倍他司汀、山莨菪碱以及中药毛冬青、葛根等。

5.钙通道阻滞药

此类药物具有选择性阻断病变细胞膜的钙离子通道、改善内耳循环的作用。常用盐酸氟桂利嗪5mg,每晚1次,口服;或尼莫地平等静脉滴注。

6.影响终末感觉器官和中枢神经系统活动性

(1)抗胆碱能药物:作用于自主神经系统,对控制前庭症状效果较明显。东莨菪碱0.3mg,溴化丙胺太林(普鲁本辛)15mg,阿托品0.5mg,口服,每天3次;山莨菪碱5～10mg,肌内注射,每天1次。其中以东莨菪碱抗眩晕作用最强,不良反应小,可列为首选药。

(2)抗组胺药物:控制前庭症状最好。其抗眩晕机制可能是通过对中枢和周围神经系统乙酰胆碱的拮抗作用。常用药物有:苯海拉明每次25～50mg;异丙嗪每次12.5mg;茶苯海明片,每片含氨茶碱苯海拉明50mg,每次1～2片,每天3次,小儿酌减。盐酸氯苯丁嗪每次25～50mg,每天2～3次,作用时间长而持久,具有镇吐作用。除以上常用药物外,曾有研究者试用桂利嗪和地芬尼多,桂利嗪对前庭功能有显著抑制作用,对外周性病因引起的眩晕效果好,每次15～30mg,每天3次,尚具有镇静作用;地芬尼多抑制前庭神经核的兴奋性,每次25～50mg,每天3次。硫乙拉嗪止吐作用强,口服成人每次10mg,服用3～4d后可完全控制恶心、头晕等症状。

(3)麻醉类药物:利多卡因对控制自主神经症状、眩晕、耳鸣效果明显。急性期应用可明显缓解症状,用法为1mg/kg配成0.5%～1%溶液,缓慢静脉推注(注入5～6mg/min),或40～80mg溶于5%葡萄糖注射液500mL中静脉滴注。

7.中医治疗

中医学论述眩晕病因以肝风、痰湿、虚损三者为主,治疗方面概括如下。

(1)由于脏腑失和,痰火上扰,治宜和胆清火,除痰止眩,方剂为温胆汤加减。

(2)由于脾失健运,水浊中阻,治宜运脾引水,化湿除病,方剂为半夏天麻白术汤加减。

(3)肝火亢盛以泻肝胆,清热为治,如龙胆泻肝汤。

(4)肾阴不足应滋肾壮水,用六味地黄丸。

8.间歇期治疗

注意休息，避免过度疲劳和情绪激动，低盐饮食，对发作频繁者，应继续应用上述药物治疗，以巩固疗效、减少发作次数。

（二）手术治疗

对反复发作的眩晕，或无间歇期已长期不能工作者，或听力丧失至少在30dB以上，语言辨别率＜50％，用药物等保守治疗半年以上无效者，建议采用手术治疗。治疗方法为破坏迷路的前庭部分，尽可能保留听力。Fish把内耳眩晕症的手术治疗归纳为3种。

1.保守性手术治疗

内淋巴囊分流、减压与切开。

2.半破坏性手术治疗

前庭神经和前庭神经节切断术。该法可防止眩晕进一步发展而不影响其尚存的听力，用于两侧病变或一侧病变而希望保留其听力者。

3.破坏性手术治疗

迷路切除术和耳蜗前庭神经切除术，能持久地缓解眩晕症状，但因可导致手术侧耳聋，仅适用于单侧病变，且听力已严重而持久受损者，双侧病变则不宜采用。

二、良性发作性位置性眩晕

在一个特定头位或头位变换时产生的眩晕称为位置性眩晕，可分为2类：一类由中枢神经系统疾患引起；另一类由前庭外周性病变引起，称为良性发作性位置性眩晕。

良性发作性位置性眩晕常发生于50～60岁，女性多于男性。在眩晕患者中约占18％，在睁眼做体位试验所见到的位置性眼球震颤中，有80％是本病。眩晕具有周围性、位置性的特点，让患者采取能诱发出眩晕的体位，一般在3～6s后即出现眼球震颤，为旋转性或水平旋转性和易疲劳性。有些患者体位试验或在某种头位时可出现短暂的眩晕。本病呈良性、自限性病程，一般为数周或数月，但可复发。治疗方法如下。

1.一般药物治疗

如血管扩张药及镇静药物，如地西泮、茶苯海明等。

2.减轻眩晕体操

定时做转头或卧于致晕侧，反复、逐渐进行，可以减轻症状。

3.手术治疗

如眩晕发作较重，影响工作和生活，可以考虑做患侧半规管前神经切断术。

三、前庭神经元炎性眩晕

该病为前庭神经元病毒感染所致，发病部位在前庭神经节或其上方前庭径路的向心部分，多发于青壮年，发病年龄一般较内耳眩晕症患者为早。约43%患者在发生眩晕之前有上呼吸道感染史，有时两者可同时发生。临床症状表现为眩晕、恶心、呕吐，患者不敢睁眼，闭目卧床，动则症状加重。检查可见持续性眼球震颤，前庭功能变温试验不正常，以病侧前庭功能减低明显。治疗要针对眩晕及感染因素。眩晕的治疗可用镇静剂。若有病毒或细菌感染，可用抗病毒及抗生素治疗，可给予血管扩张剂及激素治疗，预后良好，症状多在3～4周内缓解。

四、药物中毒性眩晕

由于全身或耳局部应用耳毒性药物引起的眩晕，与药物直接损害前庭末梢感觉细胞有关，耳蜗也可同时受累。常见药物有：降低心输出量药物，降血压药尤其是交感神经节阻滞药，造成视物或听声失真而引起幻觉的药物，镇静剂中有吩噻嗪类、三环类和苯二氮䓬类，催眠类药物以及含乙醇饮料等，均可影响前庭神经系统及运动协调功能。

然而，多数引起眩晕的药物，其诱发眩晕的机制均系其对迷路的毒性作用。常见的有氨基糖苷类抗生素（链霉素、庆大霉素和卡那霉素、新霉素）、利尿剂、水杨酸类和奎宁等。

第三节　耳鸣

一、概述

耳鸣是神经科和耳科临床上常见的症状之一，是指外界并无任何音响刺激而患者却有持续音响感觉。造成耳鸣的病因很多，发病机制尚不清楚，耳鸣多属主观症状，客观检查较为困难。耳鸣与幻听不同，幻听虽在早期也有以耳鸣为首发症状的，但经历一定时间后就可以有具体的声响出现，如谈话声、流水声、钟表声等。在听觉传导通路上任何部位的刺激性病变均可出现耳鸣。耳鸣可分为低音性和高音性两类。低音性耳鸣表现为嗡嗡声，与神经系统疾患关系不大，多为外耳道、中耳部病变所致；而高音性耳鸣表现为吹口哨音或蝉鸣，多见于神经系统疾病的早期。神经系统疾病中以小脑脑桥角病变最为常见，如肿瘤（特别是听神经瘤）、蛛网膜炎等。当颅内压增高时，尤其是颅后窝病变，常有耳鸣，多为双侧性，严重程度与颅内压增高的症状平行，当颅内压降低时，耳鸣也可消失。在面神经麻痹的恢复期，由于镫骨肌发生异常收缩，也可出现耳鸣，为低音调。此外，神经症和精神病也常有耳鸣症状。耳部疾患，特别是内耳眩晕症、耵聍栓塞、中耳炎、鼓膜凹陷等常可伴耳鸣症状，同时常伴耳聋。奎宁、水杨酸和链霉素等药物中毒所致的耳鸣多为双侧性，高音调，常伴耳聋，且进行性加重。颈部疾病，如颈动脉瘤、颈动脉受压或狭窄、颈静脉球体瘤、颈椎病等所致的耳鸣称为颈性耳鸣，常位于同侧，多为低音调，可与心脏搏动一致，又称搏动性耳鸣，有时在颈部可听到血管性杂音，这种杂音可由于压迫颈动脉而暂时消失。椎基底动脉供血不足，特别是影响到内听动脉时常可引起耳鸣，常伴有眩晕、耳聋等。此外，噪声也是耳鸣的常见诱因。

二、治疗

（一）手术治疗

对颅后窝占位性病变，特别是小脑脑桥角肿瘤所致的耳鸣，进行手术治疗，切除肿瘤。对颈部的动脉瘤或静脉瘤所致的搏动性耳鸣，也应手术治疗。对用药物治疗无效的严重的内耳眩晕症所致的顽固性耳鸣、眩晕也可采用内淋巴囊减压术或前庭神经切断术等予以治疗。

（二）药物治疗

1.氢化麦角碱

又称海特琴。日本有研究者报道，用氢化麦角碱治疗各种原因所致的内耳性耳鸣获得良好效果。氢化麦角碱能改善或增加内耳血流而使症状改善，每次给予氢化麦角碱 2mg，每天 3 次，饭后服用，连用 2～8 周，无明显不良反应。

2.利多卡因

能改善内耳的微循环而使症状缓解或消失。利多卡因 1～3mg/kg 稀释于 25％葡萄糖注射液 20～40mL，以每分钟≤20mg 的速度静脉注射。注射完后卧床，每天 1 次，5d 为一疗程，2 个疗程之间隔 2d。Schmidt 报道，用利多卡因 4mg/kg 静脉滴注，每天 1 次，连用 5d，共治疗 108 例耳鸣患者，其中持续耳鸣超过 3 个月的慢性耳鸣 78 例，急性耳鸣 30 例，结果 84 例耳鸣减轻，痛苦感严重的耳鸣患者从 60 例减少到 32 例。

3.乙酰胆碱

除具有扩张末梢血管作用外，尚有抑制内耳毛细胞的作用，从橄榄核发出的橄榄耳蜗束的大部分末梢终止于毛细胞，毛细胞能分辨最微细的声波频率差异，因此它对耳鸣很敏感。乙酰胆碱能抑制由橄榄核传出的异常冲动,故用于治疗耳鸣。剂量为1～2mL,皮下注射,每天1次。

4.卡马西平

该药对中枢神经和周围神经均有阻滞作用,可用来降低中枢神经系统兴奋性,因而能治疗耳鸣。余增福报道,用卡马西平治疗耳鸣50例(其中链霉素中毒4例、庆大霉素中毒6例)。剂量为每次100mg,每天2次,用于60岁以下的患者;或者每次100mg,每天1次,用于60岁以上的患者。若耳鸣较重,可于当晚睡前加服50mg,1个月为一疗程。总有效率为80%。在治疗过程中可出现轻微的头晕、恶心、呕吐、上腹部不适、手麻、白细胞减少、嗜睡等不良反应,1～2d可消失,若3～5d后仍不消失,即应减量或停药。

5.甲钴胺

该药为维生素B_{12}的一种新制剂,含有甲基B_{12},日本有研究者报道,用甲钴胺治疗25例耳鸣患者,发现与精神安定剂并用疗效较好。

6.胞二磷胆碱(CDP-胆碱)

神经性耳聋包括老年性耳聋,暴发性耳聋,头部外伤后耳聋,听神经损伤、药物中毒及内耳眩晕症等所致的耳聋。神经性耳聋常伴耳鸣、眩晕等症状。Makishima等报道,用CDP-胆碱治疗41例神经性耳聋患者,剂量为CDP-胆碱300mg加入25%葡萄糖注射液20mL,静脉注射,每天1次,连用12d为一疗程。总有效率达67.6%,好转率耳聋占27%,耳鸣占71.7%,眩晕占100%。可见CDP-胆碱对耳鸣和眩晕的效果更好。

7.其他药物

据文献报道,用来治疗耳鸣的药物还有血管扩张药,如尼莫地平每次30mg,每天3次;盐酸培他啶每次4～8mg,每天3次;桂利嗪每次25mg,每天3次。镇静剂,如丙氯拉嗪每次5～10mg,每天3次;地西泮每次2.5～5mg,每天3次。止吐剂可用甲氧氯普胺每次10mg,每天3次。也可用三环抗抑郁药,如阿米替林每次25mg,每天3次;或盐酸米帕明每次25mg,每天3次。

第四节　瘫痪

瘫痪是神经系统障碍的主要症状,是神经科临床最常见的器质性疾病的早期症状。它表现为随意运动障碍,是由上、下运动神经元损害引起的。表现为肢体力弱的瘫痪称为轻瘫或不完全性瘫痪,随意运动完全丧失称为完全性瘫痪。

瘫痪的程度按肌力来分类，临床上常用的是0度至Ⅴ度的六级分类法。其判定方法是：让患者尽力去活动其肢体，观察患者做各关节伸屈等动作时肌肉收缩情况及关节的活动和克服阻力情况。

各种刺激所造成的反射性活动，不能作为判断肌力的标准。各度肌力的表现如下。

0度：完全性瘫痪，无任何动作。

Ⅰ度：可见或仅在触摸中感到肌肉轻微的收缩，但不能牵动关节产生肢体运动。

Ⅱ度：肢体仅能在床上移动，不能抬离床面，即只能克服摩擦力，不能克服地心引力。

Ⅲ度：肢体能够抬离床面做主动运动，但不能克服阻力，即只能克服重力。

Ⅳ度：肢体能够克服一定的阻力进行活动，但较正常时差。

Ⅴ度：正常肌力，可因人而异，体力劳动者肌力较强，妇女、老人肌力相应较差，所以判定有无肌力减退应与平时情况对照，应与健侧肢体对照。

上、下运动神经元病变均可引起其支配区的肌肉瘫痪，但临床特点却截然不同，二者的鉴别在临床上具有重要的意义。应特别注意的是，在上运动神经元损害时，如为急性病变，常有“神经休克”现象存在。此时表现为类似下运动神经元瘫痪的症状，如肌张力减退、腱反射减弱或消失，病理征不能引出。这些表现一般经2～4周逐渐形成上动神经元瘫痪的特点。此现象临床很常见，所以在表现为瘫痪症状的急性患者，应结合运动系统的受累部位及其他系统症状综合判断，才能做出比较准确的定位。例如遇到急性两下肢瘫痪的患者，尽管肌张力低、腱反射消失及无病理反射，也应首先想到脊髓的横贯性损害累及双侧锥体束所致，因为下运动神经元疾病同时累及双侧时的情况较少见，再加上查到脊髓的感觉平面以膀胱症状为主的自主神经障碍，则定位可以明确。

瘫痪要与疼痛或骨关节病变而引起的肢体活动受限相区别，与锥体外系引起的肢体活动不灵相区别。紧张症的精神患者呈不食、不动的木僵状态，癔病患者的随意运动丧失等均不是真正的瘫痪，应予鉴别。

一、偏瘫

（一）临床表现

偏瘫是由大脑运动区皮质、皮质下白质及内囊损害引起的，包括同侧头面部瘫痪在内的一侧上、下肢瘫。它是临床上最常见的一种偏瘫，在头面部出现病灶对侧的中枢性面瘫和中枢性舌瘫，在躯干和肢体出现病灶对侧的上运动神经元性的上、下肢瘫。

常表现为肌张力增高，腱反射亢进，病理征阳性，常以肢体远端瘫痪更严重。由于其邻近结构的损害，常伴有同部位的感觉障碍，如痛、温觉的减退或丧失，深感觉障碍及皮质感觉的障碍；有侧视麻痹，表现为双眼偏向病灶侧；主侧半球病变时可伴有运动性或感觉性语言障碍。

临床上一些瘫痪很轻，一般检查方法不易确定时，可采用轻瘫试验来证实。上肢检查时，嘱患者双上肢平伸，掌心向下，短时间持续后可见偏瘫侧小指轻度外展，或者见偏瘫侧肢体轻度下落。下肢检查时，让患者仰卧于检查台上，双髋、膝关节屈曲，下肢悬空可见瘫痪侧肢体轻度下垂。对昏迷患者可观察其体位，偏瘫侧的足有外旋；做坠落试验时，可见偏瘫侧肢体呈自由落体运动，即同时放开抬起的两侧肢体，正常侧肢体下落有一个似放下的过程，而偏瘫侧则无阻力地落下。另外，疼痛刺激时也可根据肢体反应情况来判断偏瘫侧。

（二）症状鉴别

(1)交叉瘫由脑干病变引起，表现为一侧肢体的偏瘫，同时出现另一侧头面部运动障碍，所以称为交叉瘫。

(2)脊髓半侧病变又称为脊髓半切征或布朗-塞卡综合征。由于脊髓一侧的各种传导束损害，临床表现为损害平面以下同侧的上运动神经元性瘫痪，同侧的深感觉障碍及对侧的痛、温觉缺失。颈髓的病变可出现病灶同侧的上下肢偏瘫；胸髓以下病变出现病灶同侧的下肢瘫。该症状与截瘫同为脊髓病变的症状，所以把它与截瘫一起讨论。

（三）定位诊断

1.内囊

该处神经纤维集中，除锥体束的下行纤维外，还有感觉系统的上行纤维、视觉传导纤维通过，所以病变时出现典型的“三偏综合征”，即病灶对侧肢体偏瘫、偏身感觉障碍和对侧同向性偏盲。有意识障碍的患者偏盲和偏身感觉障碍不能被发现时，仅表现为偏瘫。内囊区比较小的病灶，如腔隙性脑梗死、多发性硬化也可仅累及运动纤维造成单纯的偏瘫，可不伴感觉和视野障碍。

2.皮质及皮质下白质

在额叶后部中央前回的运动中枢占有从大脑内侧面旁中央小叶至大脑背外侧部外侧裂处的一个很长的区域，因此病变时常不能同时受损，临床上表现为头面部、上肢、下肢的瘫痪程度不一致，或表现为以某一肢体为主的瘫痪，也称为单瘫。皮质及皮质下病变导致的瘫痪常伴有瘫痪区域的感觉障碍。

（四）定性诊断

1.急性偏瘫

(1)脑出血：指非外伤性脑实质内出血。内囊是最常见的出血部位，所以大多数患者表现为偏瘫。该病发病年龄在50～70岁，多有高血压病史，寒冷季节发病较多。起病常突然而无预感，多在体力活动或精神激动时发病，大多数在数分钟或数小时内发展至高峰。急性期以颅内压增高而致的头痛、呕吐、头晕、意识障碍等全脑症状为主，常伴有血压明显增高，脑膜刺激征阳性，甚至有脑疝形成。局灶症状与出血部位相关。CT可见高密度出血影。

(2)脑血栓形成：是急性脑血管病中最常见的类型，常以偏瘫为主要表现。它是在颅内外血管壁病变的基础上形成血栓，阻塞血流而致。本病多见于50岁以上患有动脉粥样硬化者，多伴有高脂血症、冠心病或糖尿病。常于睡眠中或安静休息时发病，多数病例在1～3d内达到高峰，患者通常意识清晰，头痛、呕吐不明显，由于梗死血管不同，症状各异。

脑血栓形成根据其病程和累及范围又分以下几类。①完全性脑卒中：指起病6h内病情即达高峰，病情一般较重，可有昏迷。②进展性脑卒中：指局限性脑缺血逐渐进展，数天内呈阶梯式加重。③缓慢进展型脑卒中：在起病2周以后症状仍逐渐进展，常与全身或局部因素所致的脑灌流减少、侧支循环代偿欠佳及血栓向心性逐渐扩展等有关。④可逆性缺血性神经功能缺失型脑卒中：患者症状、体征持续超过24h，但在2～3周内完全恢复，不留后遗症。⑤大块梗死型脑卒中：由于较大动脉或广泛性脑梗死引起，往往伴有明显的脑水肿，颅内压增高，可发生出血性梗死。患者意识丧失，病情严重，常难与脑出血鉴别。⑥腔隙性脑梗死：是由直径为100～400μm的深穿支血管闭塞而产生的微梗死，而致脑部形成小的囊腔，腔隙的直径多在10mm以下。多发性的腔隙则称为腔隙状态。因其损害部位较小，临床症状比较单一，一般较轻，甚至无临床症状。脑部CT对本病的确诊有帮助。

(3)脑栓塞：指栓子经血液循环进入脑血管而致动脉阻塞引起的脑功能障碍。栓子来源主要为心源性的，如风湿性心脏病、细菌性心内膜炎、心房颤动等，所以患者常伴心力衰竭、心律不齐等心脏症状。另外，动脉粥样硬化的斑块、脓栓、脂肪栓、气栓、癌性栓子等均可致病。

脑栓塞临床表现同脑血栓形成，但突然起病是其主要特征，在数秒或数分钟内症状发展到高峰，另外可见原发病的相应症状。

2.急性一过性偏瘫

常见于短暂性脑缺血发作(TIA)，是指某一区域脑组织因血液供应不足导致其功能发生短暂的障碍，表现为突然发作的局灶性症状和体征，大多持续数分钟至数小时，在24h内完全恢复，可反复发作。如累及的是颈内动脉系统，常见的症状为单瘫或不完全性偏瘫，感觉障碍多为感觉异常或减退，也可表现为失语、偏盲。椎—基底动脉系统症状常为眩晕，视力、视野症状常为双侧性，可出现复视、共济失调、平衡障碍、口吃、吞咽困难等，也可出现交叉性的运动和感觉障碍。

3.亚急性伴有发热症状

颅内感染的各类脑炎、脑脓肿都可累及一侧半球，出现偏瘫症状，常为几天时间的亚急性起病，有感染史或发热，有头痛、呕吐、意识障碍等全脑症状，由于病灶常较弥散，各类症状都可出现，如癫痫发作、感觉障碍、失语、脑神经麻痹、共济失调、精神症状等。脑脊液常表现为压力不同程度的增高，蛋白、白细胞增高，如为细菌性感染还有糖和氯化物的降低。CT可协助诊断。

4.逐渐加重的偏瘫

常见于颅内占位性病变，包括脑肿瘤、囊肿、肉芽肿，硬膜下或硬膜外血肿等占位性病变，它们如累及了一侧半球的中央前回或其纤维，即可导致偏瘫，临床常有头痛、呕吐、头晕、视力障碍等颅内压高的症状，血肿常伴有外伤史，而炎性肉芽肿常有感染病史。头颅CT是确诊的依据。

二、交叉瘫

（一）临床表现

交叉瘫是由一侧脑干病变引起，既累及本侧该平面的脑神经运动核，又累及尚未交叉至对侧的皮质脊髓束及皮质延髓束，出现交叉性瘫，表现为病变平面的同侧下运动神经元脑神经瘫痪及对侧身体的上运动神经元瘫痪。如脑桥病变时，它累及同侧的面神经核及纤维形成同侧周围性面瘫，又引起对侧舌瘫及上下肢的上运动神经元瘫痪。

（二）症状鉴别

在延髓下段由于锥体交叉处的病变引起上下肢的交叉性瘫，均为上运动神经元瘫痪。由于延髓下段一侧病变时损坏了交叉后支配上肢的纤维及未交叉的支配下肢的纤维，所以出现同侧上肢中枢性瘫和对侧下肢中枢性瘫。

（三）定位诊断

根据脑干不同脑神经的损害可判断脑干病变的位置，脑神经核、脑干内纤维及相邻结构的损害可构成许多综合征。

1.中脑

(1)中脑腹侧部综合征(Weber综合征):位于大脑脚底的内侧,表现为同侧动眼神经麻痹和对侧中枢性面瘫、舌瘫和上下肢瘫。

(2)中脑背侧部综合征(Claude综合征):病变位于红核,表现为同侧动眼神经麻痹和对侧的肢体共济失调。

(3)中脑顶盖综合征(Parinaud综合征):病变位于四叠体,早期症状主要为两眼不能协同向上仰视或伴两眼会聚麻痹。

2.脑桥

(1)脑桥腹外侧部综合征(Millard-Gubler综合征):病变位于脑桥的腹外侧部,表现为同侧的外展神经麻痹和周围性面瘫、对侧的中枢性舌瘫和上下肢体瘫痪。

(2)脑桥内部综合征(Foville综合征):病变位于一侧脑桥近中线处,表现为同侧外展神经麻痹和对侧上下肢中枢性瘫。

(3)脑桥被盖部综合征(Raymond-Cestan综合征):病变位于脑桥被盖部的背侧部。邻近第四脑室底部,表现为同侧外展神经麻痹、周围性面瘫;病变稍高时出现同侧小脑性共济失调,还表现为对侧肢体本体感觉障碍,也可因损害内侧纵束而产生双眼水平协同运动麻痹。

3.延髓

(1)延髓背外侧综合征(Wallenberg综合征):是延髓最常见的一种综合征,病变位于延髓背外侧部。主要临床表现为眩晕、呕吐、眼球震颤、饮水呛咳、吞咽困难、声音嘶哑,同侧咽反射消失,同侧共济失调,交叉性感觉障碍及同侧霍纳征。

(2)延髓前部综合征:病变位于延髓前部橄榄体内侧,表现为同侧的周围性舌瘫和对侧上下肢的偏瘫。

(3)延髓后部综合征:病变位于延髓后部一侧近中线处,近第四脑室底部,此处为后组脑神经核所在区,可发生部分脑神经麻痹,病变扩展至脊丘束时,可伴对侧半身痛、温觉障碍。

(4)延髓半侧损害综合征(Hemilateral medullary injury syndrome):为延髓半侧比较广泛的损害。表现为病灶对侧偏瘫与分离性偏身感觉障碍、血管运动障碍,病灶的同侧有面部感觉障碍,小脑性共济失调,霍纳征,软腭、咽及舌肌麻痹。

4.脑干内外损害的鉴别

(1)由脑干内病变引起的交叉性瘫,一般其脑神经与肢体瘫痪的发生先后及程度往往差别不大;而脑干外病变,脑神经损害症状往往发生早且较明显,对侧偏瘫往往发生较迟而程度较轻。

(2)脑干内病变的脑神经损害多呈核性损害症状,而脑干外病变呈核下性症状。

(3)脑干内病变常有脑干内结构损害表现,如内侧纵束损害引起的核间性眼肌麻痹,交感神经损害引起的霍纳征等。脑干外病变一般无此类症状。

(4)根据脑神经在脑干内外不同的组合来鉴别,例如第Ⅴ、第Ⅶ、第Ⅷ对脑神经核在脑干内分布比较散,不易同时受累,而在脑桥小脑角处却比较集中,可同时受损。

(四)定性诊断

1.急性症状

(1)闭塞性脑血管病:以延髓多见,中脑的侧支循环较丰富,所以闭塞性脑血管病少见。小脑后下动脉血栓形成延髓背外侧综合征,为脑血栓形成的一个类型,多数是由椎动脉闭塞引起,部分由椎动脉和小脑后下动脉的合并闭塞所致,少数由小脑后下动脉的单独闭塞引起。其临床表现常为晨起发现的眩晕、站立不稳、饮水呛咳及吞咽困难、声音嘶哑,检查可发现比较典型的延髓背外侧综合征的症状,临床常见。

(2)脑桥出血:脑干的出血以脑桥最多见,是脑出血的一个类型,常于动态下突然起病。轻症者早期检查时可发现单侧脑桥损害的特征,如出血侧的面神经和外展神经麻痹及对侧肢体弛缓性偏瘫,头和双眼凝视瘫痪侧,出血量常在5mL以下,预后较好。重症脑桥出血多很快波及对侧,患者迅速进入昏迷,四肢瘫痪,大多呈弛缓性,少数呈去大脑强直,双侧病理征阳性,双侧瞳孔极度缩小呈“针尖样”,持续高热,明显呼吸障碍,病情迅速恶化,多数在24～48h内死亡。

(3)脑桥中央髓鞘溶解症:病变为脑桥基底部有一个大而对称的脱髓鞘病灶,而轴突、神经细胞和血管相对较完整。因主要损害锥体束,故临床表现为迅速进行的假性延髓麻痹及四肢弛缓性瘫痪,其病因不明,一般认为由酒精中毒及营养不良引起。

2.亚急性症状

常见于脑干炎症即脑干炎,与大脑的炎症同时存在即称脑干脑炎。大多数起病较急,可有发热或上呼吸道感染等前驱症状。病变易侵犯脑干背侧位的旁正中区,发生动眼神经及外展神经麻痹,也可引起背外侧区的前庭核损害,腹外侧区的三叉神经感觉及运动核损害,以及面神经和迷走神经的运动核损害。常同时或相继损害2个或2个以上的脑神经核,病变常局限于一侧脑干或两侧均受损。脑神经损害常为脑干炎的主要表现，传导束也可受累，但较脑神经损害轻，其中以锥体束及前庭小脑束受损而发生偏瘫和共济失调较多见。本病常见于青壮年，起病为急性或亚急性，多个症状同时加重，达一定程度后开始好转，常在数周或数月内恢复，早期脑脊液可有白细胞和蛋白的轻度增加。

3.慢性症状

(1)常见于脑干肿瘤：小儿多见，病情呈进行性发展，脑桥部位较多，其次为中脑及延髓。起病时可局限于一侧，常表现为单一的脑神经麻痹，因脑干肿瘤多为呈浸润性生长的神经胶质细胞瘤，随着肿瘤生长更多的症状相继出现，它们提示了肿瘤生长的速度和方向。症状可累及双侧，而且可以侵犯脑干的任何部位，病情比较严重时常表现为双侧外展神经麻痹、侧视麻痹和双侧锥体束征。大部分病例无视神经乳头水肿，少数至晚期才出现视神经乳头水肿。CT 对确诊有帮助。

(2)神经系统变性病：较其他系统多见，与多种不明原因的神经系统慢性进行性疾病等有关。其特点为起病及进展均缓慢，有好发年龄，常选择性地侵犯神经组织某一系统，如运动神经元病，只侵犯上、下运动神经元，而与之相邻的结构毫不受损。①运动神经元病：它的延髓麻痹型表现为第Ⅸ、第Ⅹ、第Ⅻ对脑神经受损，患者表现为言语障碍及吞咽困难，包括讲话不清、带鼻音或声音嘶哑、饮水呛咳不能进食。检查可见舌肌麻痹、萎缩及肌束颤动，软腭声带麻痹，咽反射迟钝或消失。延髓以上双侧锥体束病变时可出现假性球麻痹，也可累及眼外肌与面肌。②延髓空洞症：为脊髓空洞症侵入脑干的病变引起，是一种慢性进行性的变性疾病，病因未明。延髓病变常损害疑核、舌下神经核及三叉神经脊束核，因此常有一侧或双侧的舌肌麻痹和萎缩，软腭、咽喉及声带麻痹。面部的感觉障碍常自近颈段的节段开始，而鼻尖及口唇部最后才受损。由于前庭核受损，常出现眼球震颤。

三、截瘫

(一)临床表现

从广义上看四肢瘫或两下肢瘫都叫截瘫，一般所谓截瘫是指两下肢瘫。截瘫按病变部位分为脑性截瘫、脊髓性截瘫、周围神经性截瘫。此处重点讨论脊髓性截瘫。脊髓横贯性损害时累及各传导束，表现为典型的截瘫，即损害平面以下双侧上运动神经元性瘫，肌张力增高，腱反射亢进，病理征阳性。如为急性损害可表现为“脊髓休克”。脊髓横贯性损害还表现为损害平面以下的各种感觉减退或丧失，伴以膀胱功能障碍为主的自主神经障碍。病损还会累及一段灰质，所以前角受损时表现为截瘫平面的上端有一段下运动神经元瘫痪的症状，表现为肌束颤动、肌肉萎缩和无力。慢性脊髓病变致痉挛性截瘫，除表现为上运动神经元性瘫外，还出现行走时两腿交叉，即剪刀步态。典型的脊髓半侧损害表现为一侧的肢体瘫痪。但临床上典型症状很少，多为双侧肢体受累，症状与截瘫类似，因为都是脊髓病，所以在此一起讨论。脊髓半侧损害又称脊髓半切征或布朗-塞卡综合征。它表现为病灶损害平面以下同侧肢体的上运动神经元瘫和深感觉障碍，对侧的痛、温觉障碍，在损害平面的上端同侧可有节段性的根性疼痛及感觉过敏带。不典型的病例虽为双侧症状，但常有两侧肢体受累的先后不同、受累的程度不同等特点，与脊髓横贯性损害有一定区别。

（二）症状鉴别

1.脑性截瘫

由双侧大脑半球病变引起。旁中央小叶病变双侧旁中央小叶相距极近。容易同时受累，表现为双下肢远端的瘫痪、感觉障碍、排尿障碍，与脊髓截瘫相似，但其病变的上界一般不明显，尤其是感觉障碍无明确平面，再加上伴有脑部的其他症状，如头痛、头晕等，可以鉴别。常见病因有大脑镰的肿瘤、大脑前动脉闭塞、上矢状窦血栓等。CT 常可帮助明确诊断。

2.周围神经性截瘫

由双侧对称的脊神经损害引起。

(1)马尾病变：为椎管内脊神经根的病变，症状也表现为两下肢瘫痪，但为下运动神经元性瘫，与圆锥病变相似。起病常从单侧下肢开始，有神经根的刺激性症状，如发作性的会阴部、股部或小腿部疼痛，排便障碍常不明显。主要病因为椎管内的肿瘤、囊肿和脊蛛网膜粘连。

(2)周围神经病变：如格林-巴利综合征、多神经炎、糖尿病性神经炎等，也可表现为两下肢或四肢弛缓型瘫，但无传导束型感觉障碍，而是末梢型或神经干型感觉障碍，一般无排便障碍。

3.肌肉疾病

各种肌肉疾病常累及的是四肢，但多以下肢近端的肌肉为主，在疾病早期最被注重的往往是下肢无力，所以也类似截瘫，但不伴感觉障碍和自主神经障碍，应仔细检查鉴别。

（三）定位诊断

1.脊髓各节段损害症状

(1)高颈髓(C_1～C_4)：出现损害平面以下各种感觉缺失，四肢呈上运动神经元性瘫痪，括约肌障碍，四肢和躯干多无汗。常伴有枕部疼痛及头部活动受限。C_3～C_5

节段受损,将出现膈肌瘫痪,腹式呼吸减弱或消失。此外,如三叉神经脊束核受损则出现同侧面部外侧痛、温觉障碍,如副神经核受累,可见同侧胸锁乳突肌及斜方肌无力和萎缩。病变如向上累及延髓及小脑,可出现吞咽困难、饮水呛咳、共济失调、眼球震颤,甚至呼吸循环衰竭而死亡。

(2)颈膨大($C_5 \sim T_2$):双上肢呈下运动神经元性瘫痪,双下肢呈上运动神经元性瘫痪,损害平面以下各种感觉缺失及括约肌障碍。可伴有双肩部及双上肢的神经根性疼痛。C_8、T_1 受损时常出现霍纳征。上肢腱反射的改变有助于受损节段的定位。

(3)胸髓($T_3 \sim T_{12}$):$T_4 \sim T_5$ 水平是血供较差最易发病的部位。损害时,平面以下各种感觉丧失,双下肢呈上运动神经元性瘫痪,有括约肌障碍;受损节段常伴有束带感。

(4)腰膨大($L_1 \sim S_2$):受损时出现双下肢下运动神经元性瘫痪,双下肢及会阴部各种感觉缺失,括约肌功能障碍;如损害平面在 $L_2 \sim L_4$ 则膝反射往往消失;在 $L_3 \sim S_1$ 则跟腱反射消失;如 $S_1 \sim S_3$ 受损则出现阳痿。

(5)脊髓圆锥($S_3 \sim S_5$ 和尾节):损害时出现会阴部及肛门周围感觉缺失,髓内病变可出现分离性感觉障碍,肛门反射消失和性功能障碍。脊髓圆锥为括约肌功能的副交感中枢,该处病变可出现充盈性尿失禁,还可出现阳痿。

2.脊髓的横位定位

(1)髓内病变:神经根刺激性症状相对少见,症状多为双侧。感觉障碍通常呈下行性进展,常出现分离性感觉障碍,受压节段支配的肌肉萎缩明显,括约肌功能障碍较早出现且程度严重。腰穿时椎管梗阻程度较轻,脑脊液蛋白含量增高不明显。

(2)髓外硬脊膜内病变:神经根刺激或压迫症状发生率高,可能在较长的时间内是唯一的症状。脊髓损害常自一侧开始,早期多表现为脊髓半侧损害症状。感觉障碍呈上行性进展,受压节段肌肉萎缩相对不明显,括约肌功能障碍出现较晚,椎管梗阻程度较重,脑脊液蛋白含量增高明显,一般病程进展较慢。

(3)硬脊膜外病变:可有神经根刺激征,但更多伴随局部脊膜刺激症状。脊髓损害的症状较晚发生,常出现在椎管已有明显或完全梗阻之后,感觉障碍也呈上行发展,受压节段肌肉萎缩不明显,括约肌功能障碍出现较晚,脑脊液蛋白含量增高不显著。

(四)定性诊断

1.急性起病

(1)脊髓炎性疾病:①急性脊髓炎:是脊髓的非特异性炎症,以急性横贯性脊髓损害为特征。病前常有感染史，起病较急，于几小时至几天达高峰。病灶常位于胸段，表现为两下肢瘫，也可为颈段病灶，出现四肢瘫并累及呼吸，也见于腰骶段病灶。早期的截瘫常表现为脊髓休克状态，有明确的传导束型深浅感觉障碍，在损害平面有束带感。损害平面以下有自主神经损害症状，膀胱功能障碍较明显，早期常表现为尿潴留，随着脊髓休克的度过，逐渐形成尿失禁。椎管内一般无梗阻，蛋白和白细胞可以正常或轻度增高。经几个月时间大部分患者可基本痊愈，少部分会留有严重的后遗症。②急性硬膜外脓肿：由于其他部位的化脓性病灶通过血行而引起硬膜外脓肿。起病较急，伴高热和全身中毒症状，病灶相应部位的脊柱剧烈疼痛，且有明显压痛和叩击痛。神经系统早期症状常为剧烈的根性疼痛，继而出现截瘫。脑脊液蛋白含量增高，椎管梗阻明显。③急性化脓性脊髓炎：为脊髓化脓性炎症，容易形成脊髓脓肿。多继发于附近组织的化脓性感染、血源性感染和淋巴系统感染。病变多位于胸段，发病时先出现高热、寒战等全身感染中毒症状，继而出现脊髓的横贯性症状，早期为脊髓休克表现。脑脊液呈化脓样改变。

(2)脊髓前动脉闭塞：为急性起病，也可在数小时或数天内逐渐起病。其症状与急性脊髓炎类似，表现为截瘫，偶为单侧性，括约肌功能障碍，痛、温觉障碍常较轻。由于脊髓后索是脊髓后动脉供血，所以深感觉保留，这种分离性感觉障碍是该病的特征。

(3)椎管内出血：根据出血的部位，椎管内出血可分为硬膜外、硬膜下、蛛网膜下隙及脊髓内出血。其原因为血管畸形、外伤、出血性疾病、抗凝血治疗的并发症等。硬膜外及硬膜下出血以外伤多见，临床表现为急、慢性的脊髓压迫症表现。脊髓蛛网膜下隙出血表现为突然的剧烈背痛，可有撕裂样神经根痛及暂时的轻瘫，脑脊液呈血性。脊髓内出血起病突然，发生剧烈的背痛，随之数分钟或数小时内出现病变水平以下的瘫痪、感觉丧失及大小便障碍，早期呈现脊髓休克，脑脊液呈血性。

2.慢性起病

(1)脊髓压迫症：脊髓本身或周围组织的病变压迫脊髓所致脊髓横贯性损害，称为脊髓压迫症。其临床表现的主要特点是进行性脊髓横贯性损害和椎管梗阻。引起脊髓压迫症的常见病因为脊椎病变，其中以脊柱结核最多见，其次是脊椎肿瘤，大多属转移性，其他为脊柱外伤，如脊椎骨折、脱位或椎间盘脱出；脊髓肿瘤是指椎管内的各种肿瘤。

(2)脊髓蛛网膜粘连：又称脊蛛网膜炎，因各种感染和理化刺激而引起。多为慢性病程，病变多累及脊髓数个节段或全长的蛛网膜。其囊肿型构成脊髓压迫症。粘连型累及神经根，出现下运动神经元瘫和多节段性感觉障碍。脑脊液常有梗阻现象和蛋白明显增高，椎管造影可明确诊断。

(3)多发性硬化：是一种神经白质脱髓鞘性的自身免疫疾病，起病常在成年早期，具有一种迁延的、不规则的、有时是每况愈下的病程，常为缓解复发的病史。起病形式可急可缓，表现为多个神经部位的症状。视神经和脊髓联合病变在国内最常见，构成了视神经脊髓炎，临床表现为视力障碍、视神经萎缩和急性脊髓炎的表现。其诊断主要依据临床的多病灶和缓解复发的病史。

(4)运动神经元病：是一组主要侵犯上、下两级运动神经元的慢性变性病，感觉系统不受侵犯。该病多于中年后起病，男多于女，主要临床表现为肌萎缩、肌力弱和锥体束征的不同组合而出现的不同的临床类型。肌萎缩性侧索硬化为最常见的一个类型，首发症状常在上肢远端，逐渐向近端发展，表现为上肢的肌肉萎缩和无力，但肌张力虽低，腱反射往往增高，并可引起霍夫曼征。在肌肉萎缩区可出现粗大的肌束颤动，患者自述为肉跳。双下肢常为上运动神经元损害征。可出现延髓麻痹。

(5)脊髓亚急性联合变性：是由维生素 B_{12} 缺乏而引起的神经系统变性，主要病变在脊髓的后索、侧索，临床表现以深感觉缺失、感觉性共济失调及痉挛性截瘫为主，常伴有周围性感觉障碍。

(6)遗传性痉挛性截瘫：多呈常染色体显性遗传，大多在儿童期起病，主要表现为逐渐进展的下肢痉挛性瘫痪，呈剪刀步态，多数有弓形足，无感觉障碍。该疾病缓慢进展，晚期上肢和延髓也会受累。

3.其他脊髓病

(1)放射性脊髓病：是由于应用放射线治疗恶性肿瘤引起的脊髓病变，它常有一段潜伏期(1 个月～6 年)，起病可急可缓，常先表现为肢体的疼痛和麻木，症状持续进展，则出现受累平面以下的痛、温觉障碍和截瘫，深感觉常无改变。受累的脊髓节段可有前角受累的症状，表现为肌肉萎缩、反射减弱、肌束震颤等。放射治疗后出现脊髓受累的症状和体征，为该病诊断的主要依据。

(2)肝性脊髓病：指肝硬化患者继门腔静脉吻合、脾肾静脉吻合术后或自然吻合后出现的脊髓病。多见于 30～50 岁男性，首先表现为肝硬化的症状和体征，而后表现为反复发作的一过性意识障碍和精神症状(肝性脑病)，最后出现脊髓受累。脊髓病变主要表现为锥体束障碍的症状和体征，即下肢出现不同程度的上运动神经元瘫痪。一般无感觉障碍和括约肌功能障碍。

(3)枕大孔区畸形：为先天畸形病，常于成年起病，表现为双侧锥体束征、肢体感觉障碍、小脑性共济失调及后组脑神经症状。

四、四肢瘫

（一）临床表现

四肢瘫表现为两侧肢体的瘫痪，但两侧或上、下肢瘫痪程度可不一致。可由脑部的双侧病变、高颈髓的病变致四肢瘫，而多发性周围神经病和肌肉疾病也可致肢瘫。多发性周围神经病导致的瘫痪多为两侧对称，表现为下运动神经元损害、肌张力减低、腱反射减弱或消失和肌肉萎缩，尤其在慢性周围神经病变时肌萎缩特别明显。它常伴末梢型感觉障碍，表现为手套、袜子样痛觉减退；还伴有自主神经损害，表现为皮肤、毛发和泌汗的改变。肌肉疾病所累及的四肢瘫常以近端为主，往往伴有明显的躯干肌肉无力，如颈肌不能支撑头部。它也表现为肌张力的减低，也可因肌无力表现为腱反射减弱，肌肉可出现萎缩，也可表现为假性肥大。它不伴客观的感觉障碍和自主神经障碍，可以有肌肉压痛。

（二）症状鉴别

1.双侧脑部病变

由双侧大脑半球或脑干病变引起，实际上是双侧偏瘫或双侧的交叉瘫，所以四肢都受累，表现为上运动神经元性瘫痪，但临床常表现为两侧病变起病先后不同，症状轻重不同，伴有假性球麻痹症状，患者还常有意识障碍、精神障碍或痴呆等脑部症状。一般认为由各种脑部的血管病、炎症、变性病或肿瘤引起。

2.颈髓病变

它可累及四肢，两侧症状常对称。脊髓病变常有明确的感觉平面和以膀胱功能障碍为主的自主神经功能障碍，这是与其他部位病变造成四肢瘫痪的主要区别。

（三）定位诊断

1.末梢型

表现为四肢远端对称性的运动、感觉和自主神经障碍，以手套、袜子样的痛、温觉障碍为其特点，伴有深感觉障碍、下运动神经元性的瘫痪及皮肤、泌汗改变。

2.脊神经根型

为两侧不对称性下运动神经元瘫痪，常伴有根性痛，拉塞克征阳性，感觉障碍呈节段型或末梢型，常伴自主神经障碍，大小便障碍较少。

3.肌肉病变

表现为弛缓性瘫痪，腱反射常减弱，无病理反射，无感觉障碍和自主神经功能障碍。瘫痪常以四肢近端及躯干为主，可以有肌肉萎缩，假性肥大是肌营养不良的特征性表现。

(四)定性诊断

1.急性起病

(1)急性感染性脱髓鞘性多发性神经根神经病(AIDP):又称格林-巴利综合征。是由免疫异常引起的周围神经脱髓鞘性疾病。该病在青年和儿童多见,四季都可发生,以夏、秋两季较多。病前常有感染史,呈急性起病,1～2周内达高峰,其突出表现为四肢对称性下运动神经元性瘫痪,常由下肢开始,起病后可很快累及呼吸肌而危及生命。感觉障碍常较轻,以手套、袜子样的痛觉减退和神经根的刺激性症状为主。半数以上病例出现脑神经障碍,多为双侧,各脑神经均可受累,以面神经、舌咽神经和迷走神经最多见,导致面瘫和吞咽障碍,自主神经可受累,出现多汗或少汗,皮肤营养障碍,偶有大小便障碍。它可影响心脏,引起心动过速。脑脊液有蛋白-细胞分离现象。

(2)周期性瘫痪:又称低钾性麻痹,主要由于血清钾的降低而引起骨骼肌麻痹。本病呈反复发作,每次可持续几小时至几天,主要表现为四肢近端为主的瘫痪,一般不累及头面部肌肉,无感觉障碍,发作时血清钾的明显降低为本病特征。该病可由遗传引起,也可由甲亢、醛固酮增多症、肾小管酸中毒、利尿等引起。

2.亚急性起病

(1)多发性神经炎:又称末梢神经炎。表现为肢体远端的运动、感觉和自主神经障碍。其病因很多,如感染、代谢、中毒、变态反应、肿瘤等均可引起。

(2)脊髓灰质炎:又称小儿麻痹。为脊髓前角细胞因病毒感染所致的下运动神经元性瘫痪,有时表现为四肢瘫,但常为单瘫或不对称性的瘫痪。

3.亚急性起病伴反复发作

表现为重症肌无力,是神经肌肉传递障碍的获得性自身免疫性疾病。其临床特征为横纹肌的病态疲劳,表现为晨轻晚重,劳累后加重,休息后减轻。眼外肌受累是最常见的一个类型,表现为单侧或双侧眼睑下垂、眼球活动障碍,咽肌、咀嚼肌也可受累,全身型表现为四肢无力,重症者可出现呼吸肌麻痹。临床诊断除典型表现外,可经疲劳试验或药物试验确诊。注射新斯的明或依酚氯铵症状可明显缓解,肌电图的衰减改变为客观指标。

4.慢性起病

(1)脊髓性脊肌萎缩症:为运动神经元病的一个类型,表现为肢体对称性的下运动神经元性瘫痪,有典型的肌束震颤为该病的特征。

(2)多发性肌炎:是以骨骼肌的间质性炎症和肌纤维的变性为特征的疾病。一部分伴有皮肤病变,即称为皮肌炎。本病可能与自身免疫有关,也可由肿瘤和胶原性疾病引起。该病女性多见,起病隐袭,常伴有低热和关节痛。表现为以肢体近端和躯干肌肉瘫痪为主的症状,肌肉压痛明显,肌肉萎缩出现较晚。急性期可见血清肌酸磷酸激酶和免疫球蛋白增高,尿中出现肌蛋白,肌酸增加。肌电图和肌肉活检有助于诊断。

(3)肌营养不良症:是一组由遗传因素所致的肌肉变性病,表现为不同分布、程度和进行速度的骨骼肌无力和萎缩,也可涉及心肌。可分为多个型:①假肥大型(Duchenne 型),为儿童中最常见的一类肌病,属性连锁隐性遗传,均影响男孩,常于 3~4 岁起病,表现为缓慢进展的下肢无力,行走缓慢,不能奔跑,易绊倒,行走时呈“鸭步”。②肢带型,呈常染色体隐性遗传,各年龄均可发病,但以 10~30 岁多见,临床主要表现为骨盆带和肩胛带肌肉萎缩和无力,进展较慢,通常至中年时才出现运动的严重障碍。③面肩肱型,性别无差异,为成年人中最常见的肌营养不良症,通常在青春期起病,首先影响面部和肩胛带肌肉,呈现特殊的“肌病面容”。④眼肌型,表现为持续性、缓慢进展的眼外肌麻痹。

五、单瘫、多肢瘫

(一)临床表现

一个肢体的瘫痪称为单瘫。单瘫可由大脑皮质病变引起,也可由脊髓半侧损害所致,更多的为脊髓的前角、周围神经病引起的下运动神经元性瘫痪。由于周围神经为混合性神经,所以常伴有相应区域的感觉障碍。多个不对称的肢体瘫痪称为多肢瘫,常由几个单瘫的肢体组合而成。一般均为下运动神经元性瘫痪。

(二)症状鉴别

1.皮质性单瘫

支配上、下肢及头面部的运动中枢在中央前回的皮质有个较广泛的区域,因此各种病变常累及其一段,表现为上运动神经元性单瘫,例如中央前回中段的病变表现为对侧上肢的运动障碍。其临床症状往往是以某一肢体为主的偏瘫,早期常有局灶性癫痫的症状,常伴瘫痪部位的感觉障碍,它的界限不明确,甚至累及整个半身。皮质性单瘫可由大脑半球的血管病、肿瘤、炎症、外伤等引起。

2.脊髓半侧损害

胸段的脊髓半侧损害可出现同侧下肢的上运动神经元性损害,常伴同侧的深感觉障碍和对侧下肢的痛、温觉障碍,即布朗-塞卡征。临床症状一般不典型,常为不对称性的两下肢症状,其病因为脊髓的各种原因病变,可参阅截瘫内容。

3.骨、关节病变

肩周炎、髋关节结核、膝关节病变等，均可影响肢体的运动。但它们并不表现为肌肉的无力，而是由于疼痛、关节活动障碍所致的运动障碍，应予鉴别。

（三）定位诊断

1.脊髓前角

表现为下运动神经元性瘫痪，可累及单个肢体或多个肢体，慢性病变可出现肌束震颤，表现为肌肉中少数肌纤维的非节律性不自主收缩，患者该处有肌肉跳动感。前角病变一般不伴根性痛，无感觉障碍。

2.前根

呈节段性分布，偶有肌束颤动。前根损害的病因大多继发于脊髓被膜或脊椎骨质的病变，因此后根也常同时受损，出现根性疼痛或节段性感觉障碍。

3.神经丛

神经丛是运动和感觉的混合神经，因此损害后瘫痪与相应的神经丛相关，常为单肢瘫，表现为肌张力低、腱反射减弱及肌肉萎缩，伴相同区域的感觉障碍。臂丛损害出现上肢的瘫痪，腰丛主要支配股肌和大腿肌群，而骶丛支配小腿肌群和臀部肌群。

4.神经干

为混合神经，损伤后常表现为肌群的瘫痪，如桡神经支配腕伸肌群，损伤后出现腕关节下垂，同时伴有该神经支配的皮肤感觉障碍。神经干损伤多为外伤性，本身病变以神经炎为多。

（四）定性诊断

1.急性起病

（1）脊髓灰质炎：为脊髓前角的病毒感染性疾病。患者多为儿童，故又称小儿麻痹。临床表现为早期出现一般感染症状，表现为发热、头痛等，经1～3d病毒侵入神经系统后再度出现感染症状和脊髓前角细胞受累症状。肢体呈弛缓性瘫，多发生在下肢；病变在一侧时，各肌组受累的程度不一致；病变在双侧时，可能不对称。若累及三肢、四肢，程度也不完全一致，感觉和排便正常。早期脑脊液表现为蛋白、细胞的轻度增高。

（2）臂丛神经麻痹：外伤是其主要病因，炎症也可累及，表现为肩关节下垂、上臂呈内收内旋、前臂伸而旋前的姿势，伴上肢桡侧皮肤感觉减退。

（3）周围神经麻痹：指上、下肢单发的周围神经瘫痪，最常见的原因是外伤和血液循环障碍，有的原因不明。表现为与该神经相关的肌群瘫痪和斑片样的感觉障碍。其神经定位可根据损伤的肌群与神经的关系及皮肤感觉障碍区与神经的关系判断为某神经的损伤。

2.亚急性或慢性起病

(1)脊柱疾病:颈椎病、腰椎间盘突出、脊柱裂和脊椎骨质增生、脊柱的肿瘤与结核均可压迫神经根,出现单个肢体瘫痪。

(2)前斜角肌和颈肋综合征:又称胸出口综合征,由臂丛下干和锁骨下动脉被前斜角肌或中斜角肌、颈肋等压迫所致的症状,主要表现为由肩胛向下放射到手的尺侧和上肢的疼痛,手肌萎缩。也因锁骨下动脉和静脉的压迫出现脉搏的改变、远端发绀、水肿、苍白、静脉怒张等症状。

(3)其他椎管内病变:①脊髓蛛网膜炎:又称脊髓蛛网膜粘连,可累及神经根造成根性的瘫痪节段感觉障碍。②脊髓空洞症:最常累及的是脊髓后角,造成节段性感觉障碍,也可累及前角细胞,出现下运动神经元瘫痪。

(4)运动神经元病:常为四肢瘫,但其早期也可为单肢开始,表现为单瘫的症状。

瘫痪的治疗主要靠病因治疗和自然恢复,另外可加康复治疗促进恢复。

第五节　躯体感觉障碍

躯体感觉指作用于躯体感受器的各种刺激在人脑中的反映。一般躯体感觉包括浅感觉、深感觉和复合感觉。感觉障碍可以分为抑制性症状和刺激性症状两大类。

一、抑制性症状

感觉径路破坏时功能受到抑制,出现感觉(痛觉、温度觉、触觉和深感觉)减退或缺失。一个部位各种感觉缺失,称为完全性感觉缺失。在意识清醒的情况下,某部位出现某种感觉障碍而该部位其他感觉保存者称为分离性感觉障碍。患者深浅感觉正常,但无视觉参加的情况下,对刺激部位、物体形状、重量等不能辨别者,称为皮质感觉缺失。当一神经分布区有自发痛,同时又存在痛觉减退者,称为痛性痛觉减退或痛性麻痹。

二、刺激性或激惹性症状

感觉传导径路受到刺激或兴奋性增高时出现刺激性症状,可分为以下几种。

（一）感觉过敏

感觉过敏指一般情况下对正常人不会引起不适感觉或只能引起轻微感觉的刺激，患者却感觉非常强烈，甚至难以忍受。常见于浅感觉障碍。

（二）感觉过度

感觉过度一般发生在感觉障碍的基础上，具有以下特点。

1.潜伏期长

刺激开始后不能立即感知，必须经历一段时间才出现。

2.感受性降低，兴奋阈增高

刺激必须达到一定的强度才能感觉到。

3.不愉快的感觉

患者所感到的刺激具有暴发性，呈现一种剧烈的、定位不明确、难以形容的不愉快感。

4.扩散性

刺激有扩散的趋势，单点的刺激患者可感到是多点刺激并向四周扩散。

5.延时性

刺激停止后在一定时间内患者仍有刺激存在的感觉，即出现“后作用”，一般为强烈难受的感觉，常见于烧灼性神经痛、带状疱疹疼痛、丘脑的血管性病变。

（三）感觉倒错

感觉倒错指对刺激产生的错误感觉，如冷的刺激产生热的感觉，触觉刺激或其他刺激误认为痛觉等。常见于顶叶病变或癔症。

（四）感觉异常

感觉异常指在没有任何外界刺激的情况下，患者感到某些部位有蚁行感、麻木、瘙痒、重压、针刺、冷热、肿胀，而客观检查无感觉障碍。常见于周围神经或自主神经病变。

（五）疼痛

是感觉纤维受刺激时的躯体感受，是机体的防御机制。临床上常见的疼痛可有以下几种。

1.局部疼痛

是局部病变的局限性疼痛，如三叉神经痛引起的局部疼痛。

2.放射性疼痛

中枢神经、神经根或神经干刺激病变时，疼痛不仅发生在局部，而且扩散到受累神经的支配区。如神经根受到肿瘤或椎间盘的压迫,脊髓空洞症的痛性麻痹。

3.扩散性疼痛

是刺激由一个神经分支扩散到另一个神经分支而产生的疼痛,如牙痛时,疼痛扩散到其他三叉神经的分支区域。

4.牵涉性疼痛

内脏病变时出现在相应体表区的疼痛,如心绞痛可引起左胸及左上肢内侧痛,胆囊病变可引起右肩痛。

5.幻肢痛

是截肢后,感到被切断的肢体仍然存在,且出现疼痛,这种现象称为幻肢痛,与下行抑制系统的脱失有关。

6.烧灼性神经痛

剧烈的烧灼样疼痛,多见于正中神经或坐骨神经损伤后,可能是由于沿损伤轴突表面产生的异位性冲动,或损伤部位的无髓鞘轴突之间发生了神经纤维间接触。

第二章 脑血管疾病

第一节 短暂性脑缺血发作

一、概述

1.概念

历时短暂并经常反复发作的脑局部供血障碍，导致供血区局限性神经功能缺失症状称为短暂性脑缺血发作(transient ischemic attack，TIA)。每次发作持续数分钟，通常在30min内完全恢复，但常反复发作。

2.传统的TIA定义时限

神经症状24h内恢复。

TIA为缺血性脑卒中最重要的危险因素。近期发作频繁的TIA是脑梗死的特级警报，4%～8%完全性脑卒中发生于TIA之后。

二、病因和发病机制

病因尚不完全清楚。发病与多种因素有关。

1.微栓塞

微栓子阻塞小动脉后出现缺血症状，当栓子溶解或破碎移向远端时，血流恢复，症状消失。微栓子来源于动脉粥样硬化斑块的脱落、颈内动脉系统动脉狭窄处的附壁血栓及胆固醇结晶等。

2.脑血管痉挛

脑动脉硬化后的狭窄形成血流漩涡，刺激血管壁发生血管痉挛；用钙通道阻滞剂治疗TIA有效支持血管痉挛学说。

3.血液成分、血流动力学改变

血小板增多症、真性红细胞增多症、异常蛋白血症、贫血和白血病等，低血压和心律失常所致的高凝状态或血流动力学改变可引起TIA。

4.其他

脑实质内的血管炎或小灶出血、脑外盗血综合征和颈椎病的椎动脉受压等。

三、临床表现

(一)共同临床症状

1.年龄和性别

好发于中老年人(50～70岁),男性多于女性。

2.既往史

常有高血压、糖尿病、心脏病和高脂血症病史。

3.发病特点

发病突然,持续时间短,恢复快,不留后遗症状。发病时迅速出现局限性神经功能或视网膜功能障碍,多于5min左右达到高峰,可反复发作,每次发作的症状相对恒定。

4.注意

一般无症状,仅表现为持续数秒钟即消失的闪击样发作。

(二)颈内动脉系统TIA的表现

1.常见症状

对侧单肢无力或轻偏瘫,可伴有对侧面部轻瘫,是大脑中动脉供血区或大脑中动脉与大脑前动脉皮质支的分水岭区缺血的表现。

2.特征性症状

(1)眼动脉交叉瘫:病变侧单眼一过性黑矇或失明、对侧偏瘫及感觉障碍。

(2)霍纳(Horner)征交叉瘫:病变侧Horner征、对侧偏瘫。

(3)失语症:主侧半球受累可出现。

3.可能出现的症状

(1)对侧单肢或半身感觉异常:如偏身麻木或感觉减退,为大脑中动脉供血区缺血的表现。

(2)对侧同向性偏盲:较少见;大脑中动脉与大脑后动脉皮质支或大脑前动脉、中动脉、后动脉皮质支分水岭区缺血,使顶、枕、颞交界区受累所致。

(三)椎-基底动脉系统TIA的表现

1.常见症状

眩晕、平衡失调,多不伴有耳鸣,为脑干前庭系统缺血表现;少数可伴耳鸣,是内听动脉缺血致内耳受累。

2.特征性症状

(1)跌倒发作:转头或仰头时,下肢突然失去张力而跌倒,无意识丧失,很快自行站起,是脑干网状结构缺血所致。

(2)短暂性全面性遗忘症:出现短时间记忆丧失。患者对此有自知力,持续数分钟至数十分钟;发作时伴时间、地点定向障碍,但书写、谈话和计算能力保持;是大脑后动脉颞支缺血累及边缘系统的颞叶海马、海马旁回和穹隆所致。

(3)双眼视力障碍发作:双侧大脑后动脉距状支缺血致枕叶视皮质受累,引起暂时性皮质盲。

3.可能出现的症状

(1)吞咽障碍、构音不清:脑干缺血所致球麻痹或假性球麻痹的表现。

(2)意识障碍伴或不伴瞳孔缩小:高位脑干网状结构缺血累及网状激活系统及交感神经下行纤维(由下丘脑交感神经区到脊髓睫状中枢的联系纤维)所致。

(3)一侧或双侧面、口周麻木或交叉性感觉障碍:三叉神经脊束核及同侧脊髓丘脑束缺血的表现。

(4)眼外肌麻痹和复视:中脑或脑桥缺血的表现。

(5)共济失调:因椎动脉及基底动脉小脑分支缺血导致小脑功能障碍。

(6)交叉性瘫痪:典型的一侧脑干缺血表现,因脑干缺血的部位不同出现韦伯(Weber)综合征、福维尔(Foville)综合征等。

四、辅助检查

1.EEG、CT或MRI检查

大多正常,部分病例脑内有小的梗死灶或缺血灶。弥散加权MRI可见片状缺血区。

2.DSA/MRA或TCD

可见血管狭窄、动脉粥样硬化斑块,TCD微栓子监测适合发作频繁的TIA患者。

五、诊断和鉴别诊断

(一)诊断

1.诊断依据

诊断主要依靠病史(绝大多数TIA患者就诊时症状已消失)。有典型临床表现者诊断不难。进行某些辅助检查有助于确定病因、选择适当的治疗方法。

2.以下症状不属于TIA的特征性症状

(1)不伴有后循环(椎-基底动脉系统)障碍其他体征的意识丧失。

(2)躯体多处持续进展性症状。

(3)强直性和(或)阵挛性痉挛发作。

(4)闪光暗点。

(二)鉴别诊断

1.单纯部分性发作癫痫

(1)肢体抽搐:从躯体的一处开始,并向周围扩展,持续数秒至数分钟。

(2)脑电图:多有异常。

(3)CT/MRI:发现脑内局灶性病变。

2.梅尼埃病

(1)发作性眩晕、恶心、呕吐:与椎-基底动脉TIA相似,每次发作持续时间多超过24h,发病年龄多在50岁以下。

(2)伴有症状:耳鸣、耳阻塞感、听力减退等。

(3)定位体征:只有眼球震颤。

3.心脏疾病

(1)多种疾病:阿-斯(Adams-Stokes)综合征,严重心律失常如室上性心动过速、多源性室性期前收缩、室性心动过速、心房扑动、病态窦房结综合征等引起阵发性全脑供血不足,出现头晕和意识丧失。

(2)常无神经系统局灶性症状和体征。

(3)心电图、超声心动图和X线检查:常有异常发现。

4.其他

(1)脑内寄生虫、颅内肿瘤、脓肿、慢性硬膜下血肿:可出现类似TIA发作症状。

(2)原发性或继发性自主神经功能不全:可因血压或心律的急剧变化引起短暂性全脑供血不足,出现发作性意识障碍。

六、治疗

治疗目的为消除病因、减少及预防复发、保护脑功能。

(一)病因治疗

1.针对病因治疗

对有明确病因者,如高血压患者应控制高血压,使血压<18.7/12.0kPa(140/

90mmHg)，糖尿病伴高血压患者血压宜控制在更低水平[血压＜17.3/11.3kPa(130/85mmHg)]。

2.有效地控制危险因素

治疗糖尿病、高脂血症(使胆固醇＜6.0mmol/L，LDL＜2.6mmol/L)、血液系统疾病、心律失常等。

3.颈动脉内膜剥离术、血栓内膜切除术、颅内外动脉吻合术或血管内介入治疗

对颈动脉有明显动脉粥样硬化斑块、狭窄(超过周径70%)或血栓形成，影响脑内供血并有反复发作TIA者可试行。

(二)预防性药物治疗

1.抗血小板药

宜长期服用，治疗期间应监测临床疗效和不良反应，减少微栓子形成，减少TIA复发。

(1)阿司匹林：50～100mg/d，晚餐后服用。

(2)噻氯匹定：125～250mg，每天1～2次；不良反应有皮炎和腹泻，引起白细胞减少，在治疗的前3个月定期检查白细胞计数。

(3)氯吡格雷：75mg/d，单独应用或与双嘧达莫联合应用。

2.抗凝药物

对频繁发作的TIA，特别是颈内动脉系统TIA较抗血小板药物效果好；对渐进性、反复发作和一过性黑矇的TIA可起预防卒中的作用。

(1)肝素：100mg加入5%葡萄糖注射液或0.9%氯化钠注射液500mL内，以20～30滴/分的滴速静脉滴注；若情况紧急可用肝素50mg静脉推注，再用50mg静脉滴注维持；或选用低分子肝素4 000U，每天2次，腹壁皮下注射，较安全。

(2)华法林(苄丙酮香豆素钠)：2～6mg/d，口服。

(三)脑保护治疗

钙通道阻滞药(如尼莫地平、氟桂利嗪)具有脑保护作用，可用于频繁发作的TIA，影像学显示有脑缺血或脑梗死病灶者。

(四)其他

1.中医

中药丹参、川芎、红花、水蛭、葛根等的单方或复方制剂。

2.血管扩张药

如脉栓通或烟酸占替诺静脉滴注，罂粟碱口服，扩容药物(如低分子右旋糖苷)静脉滴注。

七、预后

未经治疗或治疗无效的病例，约 1/3 发展为脑梗死，约 1/3 继续发作，约 1/3 可自行缓解。

第二节 脑动脉硬化症

脑动脉硬化症是指在全身动脉硬化的基础上，脑部血管的弥漫性硬化、管腔狭窄及小动脉闭塞，供应脑实质的血流减少，神经细胞变性而引起的一系列神经与精神症状。本病发病年龄大多在 50 岁以上。脑动脉硬化的好发部位多位于颈动脉分叉水平，而颈总动脉的起始部很少发生。

一、病因和发病机制

该病病因尚未完全明了，可能与下列因素有关。

1.脂质代谢障碍和内膜损伤

脂质代谢障碍和内膜损伤是导致动脉粥样硬化最早和最主要的原因。早期病变发生于内膜，大量中性脂肪、胆固醇由浆中移出而沉积于血管壁的内膜上形成粥样硬化斑块。

2.血流动力学因素的作用

脂质进入和移出内膜的速度经常处于动态的平衡。但在动脉分叉处、弯曲处，动脉成角、转向处或内膜表面不规则时，可影响血液的流层，使血液汹涌而形成旋涡流、湍流，高切应力和湍流的机械性损伤，致使内膜进一步损伤。血浆中的脂质向损伤的内膜移动占优势，致使高浓度的乳糜微粒及脂蛋白多聚集在这一区域，加速动脉粥样硬化的发生及发展。

3.血小板聚集作用

近年来应用扫描电子显微镜的研究发现，血小板易在动脉分叉处聚集，血小板与内皮细胞的相互作用而使内膜发生损伤，血小板在内皮细胞损伤处容易黏附，继而聚集，其结果是血小板血栓形成。

4.高密度脂蛋白与动脉粥样硬化

高密度脂蛋白（HDL）与乳糜微粒（CM）及极低密度脂蛋白（VLDL）的代谢途径有密切关系。现已发现动脉粥样硬化患者血清高密度脂蛋白降低，故认为高密度脂蛋白降低可导致动脉粥样硬化。

5.高血压与动脉粥样硬化

高血压是动脉粥样硬化的重要因素，患有高血压时，由于血流冲击，动脉壁承受很强的机械压力，可促进动脉粥样硬化的发生和发展。

二、病理生理

动脉硬化早期，在动脉的内膜上出现数毫米大小的黄色脂点或数厘米长的黄色脂肪条。病变进一步发展则形成纤维斑块，斑块表面可破溃形成溃疡出血，也可形成附壁血栓，使动脉管腔变细甚至闭塞。

三、临床表现

1.早期

脑动脉粥样硬化发展缓慢，呈进行性加重，早期表现类似神经衰弱，患者有头痛、头胀、头部压紧感，还可有耳鸣、眼花、心悸、失眠、记忆力减退、烦躁以及易疲倦等症状，头晕、头昏、嗜睡以及精神状态的改变。逐渐出现对各种刺激的感觉过敏，情绪易波动，有时激动、焦虑、紧张、恐惧、多疑，有时又出现对周围事物无兴趣、淡漠及颓丧、伤感，对任何事情感到无能为力、不果断。并常伴有自主神经功能障碍，如手足发冷、局部出汗，皮肤划纹征阳性。脑动脉粥样硬化时可引起脑出血，临床上可发生眩晕、晕厥等症状，并可有短暂性脑缺血发作。

2.进展期

随着病情的进展，患者可出现许多严重的神经精神症状及体征，其临床表现有以下几类。

(1)动脉硬化性帕金森病：患者面部缺乏表情，发音低而急促，直立时身体向前弯，四肢强直而肘关节略屈曲，手指震颤而呈搓丸样，步伐小而身体向前冲，称为“慌张步态”。其他症状尚有出汗多、皮脂溢出多、言语障碍、流口水多、吞咽费力等。少数患者晚期可出现痴呆。

(2)脑动脉硬化痴呆：患者缓慢起病，呈阶梯性智能减退，早期患者可出现神经衰弱综合征，逐渐出现近记忆力明显减退，而人格、远记忆力、判断力、计算力能在一段时间内保持完整。患者情绪不稳，易激惹，喜怒无常，夜间可出现谵妄或失眠，有时出现强哭、强笑或情绪淡漠，最后发展为痴呆。

(3)假性延髓性麻痹：临床特征为构音障碍、吞咽困难，饮水呛咳，面无表情，轻度情绪刺激表现为反应过敏以及不能控制的强哭、强笑或哭笑相似而不易分清，这种情感障碍是病变侵犯皮质丘脑阻塞所致。

(4)脑神经损害:脑动脉硬化后僵硬的动脉可压迫脑底部的脑神经而使其功能发生障碍,如双鼻侧偏盲、三叉神经痛性抽搐、双侧外展神经或面神经瘫痪,或引起一侧面肌痉挛等症状。

(5)脑动脉硬化:神经系统的体征在临床上可出现一些原始反射,如强握反射、口舌动作等。同时可伴有皮质高级功能的障碍,如语言障碍、吐词困难,对词的短暂记忆丧失,命名不能、失用,也出现体像障碍、皮质感觉障碍,锥体束损害以及脑干、脊髓损害的症状。另外,还可出现括约肌功能障碍,如尿潴留或尿失禁,大便失禁等。脑动脉硬化症还可引起癫痫发作,其发作形式可为杰克森发作、钩回发作或全身性大发作。

四、辅助检查

1.血生化测定

患者血胆固醇增高,低密度脂蛋白增高,高密度脂蛋白降低,甘油三酯增高,β-脂蛋白增高,约90%的患者表现为Ⅱ或Ⅳ型高脂血症。

2.数字减影

动脉造影可显示脑动脉粥样硬化造成的动脉管腔狭窄或动脉瘤病变。脑动脉造影显示动脉异常弯曲和伸长。动脉内膜存在有动脉粥样硬化斑,使动脉管腔变得不规则,呈锯齿状,最常见于颈内动脉虹吸部,也可见于大脑中、前、后动脉。

3.经颅多普勒检查

根据所测颅内血管的血流速度、峰值、频宽、流向,判断出血管有无狭窄和闭塞。

4.CT扫描及MRI检查

CT及MRI可显示脑萎缩及多发性腔隙性脑梗死。

5.眼底检查

40%左右的患者有视网膜动脉硬化症,表现为动脉迂曲,动脉直径变细不均,动脉反光增强,呈银丝样改变以及动静脉交叉压迹等。

五、诊断

(1)年龄在45岁以上。

(2)初发高级神经活动不稳定的症状或脑弥漫性损害症状。

(3)有全身动脉硬化,如眼底动脉硬化Ⅱ级以上或主动脉弓增宽及颞动脉或桡动脉硬化以及冠心病等。

(4)神经系统阳性体征如腱反射不对称,掌颌反射阳性及吸吮反射阳性等。

(5)血清胆固醇增高。

(6)排除其他脑病。

上述6项为诊断脑动脉硬化的最低标准。可根据身体任何部位的动脉硬化症状,如头部动脉的硬化,精神、神经症状呈缓慢进展,伴以短暂性脑卒中样发作,或有轻重不等的较广泛的神经系统异常。有脑神经、锥体束和锥体外系损害,并除外颅内占位性病变,结合实验室检查可以作出临床诊断。

六、鉴别诊断

脑动脉硬化症应与以下疾病相鉴别。

1.神经衰弱综合征

脑动脉硬化症发病多在50岁以后,没有明显的精神因素,临床表现以情感脆弱、近记忆减退为突出症状。此外,表现为思维活动迟钝、工作能力下降、眼底动脉硬化及血脂明显增高均可与神经衰弱综合征鉴别。

2.颅内占位性病变

颅内占位性病变如脑瘤、脑转移瘤、硬脑膜下血肿,常缺乏血管硬化的体征,多伴有进行性颅内压增高及脑脊液蛋白高的表现。CT扫描或MRI检查可加以鉴别。

3.躯体性疾病

躯体性疾病如营养障碍、严重贫血、内分泌疾病、心肺疾病伴缺氧和二氧化碳潴留、肾脏疾病伴尿毒症、慢性充血性心力衰竭、低血糖、脑积水等,均应加以鉴别。以上各种疾病可根据临床特征、辅助检查加以鉴别。

七、治疗

1.一般防治措施

(1)合理饮食:食用低胆固醇、低动物性脂肪食物,如瘦肉、鱼类、低脂奶类。提倡饮食清淡,多食富含维生素C(新鲜蔬菜、瓜果)和植物蛋白(豆类及其制品)的食物。

(2)适当的体力劳动和体育锻炼:对预防肥胖、改善循环系统功能和调整血脂代谢有一定的帮助,是预防本病的一项积极措施。

(3)生活要有规律:合理安排工作和生活,保持乐观心态,避免情绪激动和过度劳累,要有充分的休息和睡眠,在生活中不吸烟、不饮酒。

(4)积极治疗有关疾病如高血压、糖尿病、高脂血症、肝肾疾病及内分泌疾病等。

2.降低血脂

高脂血症经用体育疗法、饮食疗法仍不降低者,可选用降脂药物治疗。

(1)氯贝丁酯(安妥明)0.25～0.5g,每天3次,口服。病情稳定后酌情减量维持。其能降低甘油三酯,升高高密度脂蛋白。少数患者可出现荨麻疹或肝肾功能变化,需定期检查肝肾功能。

(2)二甲苯氧庚酸(吉非罗齐)300mg,每天3次,口服。其效果优于氯贝丁酯,有降低甘油三酯、胆固醇,升高高密度脂蛋白的作用。不良反应同氯贝丁酯。

(3)普鲁脂芬(非诺贝特)0.1g,每天3次,口服。它是氯贝丁酯的衍生物,血尿半衰期较长,作用较氯贝丁酯强,能显著降低甘油三酯和血浆胆固醇,显著升高血浆高密度脂蛋白。不良反应较轻,少数病例出现血清谷丙转氨酶及血尿素氮暂时性轻度增高,停药后即恢复正常。原有肝肾功能减退者慎用,孕妇禁用。

(4)普罗布考(丙丁酚)500mg,每天3次,口服。能阻止肝脏中胆固醇的乙酰乙酸生物合成,降低血胆固醇。

(5)亚油酸300mg,每天3次,口服;或亚油酸乙酯1.5～2g,每天3次,口服。其为不饱和脂肪酸,能抑制脂质在小肠的吸收与合成,影响血浆胆固醇的分布,使其较多地向血管壁外的组织中沉积,降低血管中胆固醇的含量。

(6)考来烯胺(消胆胺)4～5g,每天3次,口服。因其是阴离子交换树脂,服后与胆汁酸结合,阻断胆酸与肠肝循环,促使肝中胆固醇分解成胆酸,与肠内胆酸一同排出体外,使血胆固醇下降。

(7)胰肽酶(弹性酶)每片150～200U,每次1～2片,每天3次,口服。服用1周后见效,8周达高峰。它能水解弹性蛋白及糖蛋白等,能阻止胆固醇沉积在动脉壁上,并能提高脂蛋白脂酶活性,分解乳糜微粒,降低血浆胆固醇。一般无不良反应。

(8)脑心舒(冠心舒)20mg,每天3次,口服。其是从猪十二指肠提取的糖胺多糖类药物,能显著降低血浆胆固醇和甘油三酯,促进纤维蛋白溶解,抗血栓形成。对一过性脑缺血发作、脑血栓、椎-基底动脉供血不足等有明显疗效。

(9)血脉宁(吡醇氨酯)250～500mg,每天3次,口服。6个月为1疗程。能减少血管壁上胆固醇的沉积,减轻血管内皮损伤,防止血小板聚集。不良反应较大,有胃肠道反应,少数病例有肝功能损害。

(10)月见草油1.2～2g,每天3次,口服。是含亚油酸的新药,为前列腺素前体,具有降血脂、降胆固醇、抗血栓作用。不良反应小,偶见胃肠道反应。

(11)多烯康胶丸,每丸0.3g或0.45g,每次1.2～1.5g,每天3次,口服。为中国首创的富含二十碳五烯酸(EPA)和二十二碳六烯酸(DAH)的浓缩鱼油。其含EPA和DAH达70%以上,降低血甘油三酯总有效率为86.5%,降低血胆固醇总有效率为68.6%,并能显著抑制血小板聚集和阻止血栓形成,长期服用无不良反应,而且疗效显著。

(12)甘露醇烟酸酯片400mg,每天3次,口服。是中国生产的降血脂、降血压新药。降血甘油三酯的有效率达75%,降舒张压的有效率达93%,使头痛、头晕、烦躁等症状得到改善。

(13)其他如维生素C、B族维生素、维生素E、烟酸等药物。

3.扩血管药物

扩血管药物可解除血管运动障碍,改善血液循环,主要作用于血管平滑肌。

(1)盐酸罂粟碱:可改善脑血流,60～90mg,加入5%葡萄糖注射液或低分子右旋糖酐500mL中静脉滴注,每天1次,7～10d为1疗程。或30～60mg,每天1～2次,肌内注射。

(2)己酮可可碱:0.1g,每天3次,口服。除扩张毛细血管外,还能增进纤溶活性,降低红细胞上的脂类及黏度,改善红细胞的变形性。

(3)盐酸培他啶、烟酸、山莨菪碱、舒血管素等均属常用扩血管药物。

4.钙通道阻滞药

其作用机制有:①扩张血管,增加脑血流量,阻滞Ca^{2+}跨膜内流。②抗动脉粥样硬化,降低胆固醇。③抗血小板聚集,减低血黏度,改善微循环。④保护细胞,避免脑缺血后神经元细胞膜发生去极化。⑤维持红细胞变形能力,是影响微循环中血黏度的重要因素。

(1)尼莫地平30mg,每天2～3次,口服。

(2)尼卡地平20mg,每天3次,口服,3d后渐增到每天60～120mg,不良反应为少数人思睡、头晕、倦怠、恶心、腹胀等,减量后即可消失,一般不影响用药。而肝肾功能差和低血压患者慎用,颅内出血急性期、妊娠期、哺乳期患者禁用。

(3)地尔硫䓬(硫氮䓬酮)30mg,每天3次,口服。不良反应为面红、头痛、心动过速、恶心、便秘,个别患者有转氨酶暂时升高。孕妇慎用,心房颤动、心房扑动患者禁用。注意不可嚼碎药片。

(4)氟桂利嗪5～10mg或6～12mg,每天1次,顿服。不良反应为乏力、头晕、嗜睡、脑脊液压力增高,故颅内压增高者禁用。

(5)桂利嗪 25mg,每天 3 次,口服。

5.抗血小板药

因为血小板在动脉粥样硬化患者体内活性增高,并释放平滑肌增生因子使血管内膜增生。升高血中半胱氨酸,导致血管内皮损伤,脂质易侵入内膜,吞噬大量的低密度脂蛋白的单核巨噬细胞,在血管壁内转化为泡沫细胞,而形成动脉粥样硬化病变,因此抗血小板治疗是防治脑血管病的重要措施。

(1)肠溶阿司匹林(乙酰水杨酸):50～300mg,每天 1 次,口服,是花生四烯酸代谢中环氧化酶抑制剂,能减少环内过氧化物,降低血栓素 A_2 合成。

(2)二十碳五烯酸:1.4～1.8g,每天 3 次,口服。它在海鱼中含量较高,是一种多烯脂肪酸。在代谢中可与花生四烯酸竞争环氧化酶,减少血栓烷 A_2 的合成。

(3)银杏叶胶囊(或银杏口服液):能扩张脑膜动脉和冠状动脉,使脑血流量和冠脉流量增加,并能抗血小板聚集、降血脂及降低血浆黏稠度,达到改善心脑血液循环的功能。银杏叶胶囊 2 丸,每天 3 次,口服。银杏口服液 10mL,每天 3 次,口服。

(4)双嘧达莫(潘生丁):50mg,每天 3 次,口服。能使血小板环磷腺苷水平增高,延长血小板的寿命,抑制血小板聚集,扩张心脑血管等。

(5)藻酸双酯钠:0.1g,每天 3 次,口服。也可 0.1～0.2g,静脉滴注。具有显著的抗凝血、降血脂、降低血黏度及改善微循环的作用。

6.脑细胞活化剂

脑动脉硬化可引起脑代谢障碍,导致脑功能低下,为了恢复脑功能和改善临床症状,常用以下药物。

(1)胞二磷胆碱:0.2～0.5g,静脉注射或加用 5%～10%葡萄糖注射液后静脉滴注,5～10d 为 1 疗程。或 0.1～0.3g/d,分 1～2 次肌内注射。它能增强与意识有关的脑干网状结构功能,兴奋锥体束,促进受损的运动功能恢复,还能增强脑血管的张力及增加脑血流量,增强细胞膜的功能,改善脑代谢。

(2)甲磺双氢麦角胺(舒脑宁)1 支(0.3mg),每天 1 次,肌内注射,或 1 片(2.5mg),每天 2 次,口服。其为最新脑细胞代谢功能改善剂。它能作用于血管运动中枢,抑制血管紧张,促进循环功能,能使脑神经细胞的功能再恢复,促使星状细胞摄取充足的营养素,使氧、葡萄糖等能量输送到脑神经细胞,从而改善脑神经细胞新陈代谢。

(3)素高捷疗:0.2～0.4g,每天 1 次,静脉注射,或加入 5%葡萄糖注射液中静脉滴注,15d 为 1 疗程。可激发及加快修复过程。在供氧不足的状态下,改善氧的利用率,并促进养分穿透入细胞。提高与能量调节有关的代谢率。

（4）艾地苯醌：30mg，每天 3 次，口服。能改善脑缺血的脑能量代谢（包括激活脑线粒体、改善呼吸活性及脑内葡萄糖利用率），改善脑功能障碍。

第三节　脑梗死

一、概述

脑血栓形成（CI）又称缺血性卒中（CIS），是指在脑动脉本身病变基础上，继发血液有形成分凝集于血管腔内，造成管腔狭窄或闭塞，在无足够侧支循环供血的情况下，该动脉所供应的脑组织发生缺血变性坏死，出现相应的神经系统受损表现或影像学上显示出软化灶，称为脑血栓形成。约 90％的脑血栓形成是在脑动脉粥样硬化的基础上发生的。脑梗死约占全部脑卒中的 80％。

脑梗死包括以下几类：①大面积脑梗死：通常是颈内动脉主干、大脑中动脉主干或皮质支的完全性卒中，患者表现为病灶对侧完全性偏瘫、偏身感觉障碍及向病灶对侧的凝视麻痹，可有头痛和意识障碍，并呈进行性加重。②脑分水岭梗死（cerebral watershed infarction，CWI）：是指相邻血管供血区之间分水岭区或边缘带的局部缺血。多由于血流动力学障碍所致。结合 CT 可分为：皮质前型，为大脑前动脉与大脑中动脉供血区的分水岭脑梗死；皮质后型，为大脑中动脉与大脑后动脉，或大脑前、中、后动脉皮质支间的分水岭区；皮质下型，为大脑前、中、后动脉皮质支与深穿支间或大脑前动脉回返支与大脑中动脉的豆纹动脉间的分水岭区梗死。③出血性脑梗死：是由于脑梗死供血区内动脉坏死后血液漏出继发出血，常见于大面积脑梗死后。④多发性脑梗死：是指两个或两个以上不同的供血系统脑管闭塞引起的梗死，多为反复发生脑梗死的后果。

（一）临床表现

本病好发于中年以后，60 岁以后动脉硬化性脑梗死发病率增高。男性较女性为多。起病前多有前驱症状，表现为头痛、眩晕，短暂性肢体麻木、无力，约 25％的患者有短暂性脑缺血发作史。起病较缓慢。患者多在安静和睡眠中起病。

动脉硬化性脑梗死发病后意识常清醒，如果大脑半球较大面积梗死、缺血、水肿可影响间脑和脑干的功能，起病后不久出现意识障碍。如果发病后即有意识不清，要考虑椎-基底动脉系统梗死。动脉硬化性脑梗死可发生于脑动脉的任何一分支，不同的分支可有不同的临床特征，常见的有如下几种。

1.颈内动脉闭塞

临床主要表现为病灶侧单眼失明(一过性黑矇,偶可为永久性视力障碍),或病灶侧霍纳征,对侧肢体运动或感觉障碍及对侧同向偏盲,主侧半球受累可有运动性失语。颈内动脉闭塞也可不出现局灶症状,这取决于前、后交通动脉,眼动脉,脑浅表动脉等侧支循环的代偿功能。

2.大脑中动脉闭塞

大脑中动脉是颈内动脉的延续,是最容易发生闭塞的血管。①主干闭塞时引起对侧偏瘫、偏身感觉障碍和偏盲,主侧半球主干闭塞可有失语、失写、失读症状。②大脑中动脉深支或豆纹动脉闭塞可引起对侧偏瘫,一般无感觉障碍或同向偏盲。③大脑中动脉各皮质支闭塞可分别引起运动性失语,感觉性失语,失读、失写、失用,偏瘫以面部及上肢为重。

3.大脑前动脉闭塞

皮质支闭塞时产生对侧下肢的感觉及运动障碍,伴有尿潴留;深穿支闭塞可致对侧中枢性面瘫、舌瘫及上肢瘫痪,也可发生情感淡漠、欣快等精神障碍及强握反射。

4.大脑后动脉闭塞

大脑后动脉大多由基底动脉的终末支分出,但有5%～30%的人,其中一侧起源于颈内动脉。①皮质支闭塞:主要为视觉通路缺血引起的视觉障碍,对侧同向偏盲或上象限盲。②深穿支闭塞:出现典型的丘脑综合征,对侧半身感觉减退伴丘脑性疼痛,对侧肢体舞蹈样徐动症等。

5.基底动脉闭塞

该动脉发生闭塞的临床症状较复杂,也较少见。常见症状为眩晕、眼球震颤、复视、交叉性瘫痪或交叉性感觉障碍,肢体共济失调,若主干闭塞则出现四肢瘫痪、眼肌麻痹、瞳孔缩小,常伴有面神经、外展神经、三叉神经、迷走神经及舌下神经的麻痹及小脑症状等,严重者可迅速昏迷,发热达41～42℃,以至死亡。基底动脉因部分阻塞引起脑桥腹侧广泛软化,则临床上可产生闭锁综合征,患者四肢瘫痪,不能讲话,但神志清楚,面无表情,缄默无声,仅能以眼球垂直活动示意。

在椎-基底动脉系统血栓形成中,小脑后下动脉血栓形成是最常见的,称为延髓背外侧综合征(Wallenberg综合征),表现为眩晕、恶心、呕吐、眼球震颤、同侧面部感觉缺失、同侧霍纳综合征、吞咽困难、声音嘶哑、同侧肢体共济失调及对侧面部以下痛、温觉缺失。

小脑后下动脉的变异性较大，故小脑后下动脉闭塞引起的临床症状较为复杂和多变，但必须具备两条基本症状即一侧后组脑神经麻痹，对侧痛、温觉消失或减退，才可诊断。

根据缺血性脑卒中病程分为：①进展型，指缺血发作6h后，病情仍在进行性加重。此类患者约占40%，造成进展的原因很多，如血栓扩展，其他血管或侧支血管阻塞，脑水肿，高血糖，高温，感染，心肺功能不全，多数是由于前两种原因引起的。据报道，进展型颈内动脉系统占28%，椎-基底动脉系统占54%。②稳定型，发病后病情无明显变化者，倾向于稳定型脑卒中，一般认为颈内动脉系统缺血发作24h以上，椎-基底动脉系统缺血发作72h以上者，病情稳定，可考虑稳定型脑卒中。此类型脑卒中，CT所见与临床表现相符的梗死灶机会多，提示脑组织已经有了不可逆的病损。③完全性脑卒中，指发病后神经功能缺失症状较重、较完全，常于数小时内(<6h)达到高峰。④可逆性缺血性神经功能缺损(RIND)，指缺血性局灶性神经障碍在3周之内完全恢复者。

(二)辅助检查

1.CT扫描

发病24～48h后可见相应部位的低密度灶，边界欠清晰，并有一定的占位效应。早期CT扫描阴性不能排除本病。

2.MRI检查

可较早期发现脑梗死，特别是脑干和小脑的病灶。T_1和T_2弛豫时间延长，加权图像上T_1在病灶区呈低信号强度，T_2呈高信号强度，也可发现脑移位受压。与CT相比，MRI显示病灶早，能早期发现大面积脑梗死，清晰显示小病灶及颅后窝的梗死灶，病灶检出率达95%，功能性MRI如弥散加权MRI可于缺血早期发现病变，发病半小时即可显示长T_1、长T_2梗死灶。

3.血管造影

DSA或MRA可发现血管狭窄和闭塞的部位，可显示动脉炎、烟雾病、动脉瘤和血管畸形等。

4.脑脊液检查

通常脑脊液压力、常规及生化检查正常，大面积脑梗死者脑脊液压力可增高，出血性脑梗死脑脊液中可见红细胞。

5.其他

彩色多普勒超声检查(TCD)可发现颈动脉及颈内动脉的狭窄、动脉粥样硬化斑或血栓形成。超声心动图检查有助于发现心脏附壁血栓、心房黏液瘤和二尖瓣脱垂。PET 能显示脑梗死灶的局部脑血流、氧代谢及葡萄糖代谢,并监测缺血半暗带及对远隔部位代谢的影响。

(三)诊断和鉴别诊断

1.脑血栓形成的诊断

主要有以下几点:

(1)多发生于中老年人。

(2)静态下发病多见,不少患者在睡眠中发病。

(3)病后几小时或几天内病情达高峰。

(4)出现面、舌及肢体瘫痪,共济失调,感觉障碍等定位症状和体征。

(5)脑 CT 提示症状相应的部位有低密度影或脑 MRI 显示长 T_1 和长 T_2 异常信号。

(6)多数患者腰椎穿刺检查提示颅内压、脑脊液常规检查正常,生化检查正常。

(7)有高血压、糖尿病、高脂血症、心脏病及脑卒中病史。

(8)病前有短暂性脑缺血发作。

2.鉴别诊断

脑血栓形成应注意与下列疾病相鉴别。

(1)脑出血:有 10%~20%脑出血患者由于出血量不多,在发病时意识清楚及脑脊液正常,不易与脑血栓形成区别。必须行脑 CT 扫描才能鉴别。

(2)脑肿瘤:有部分脑血栓形成患者由于发展至高峰的时间较慢,单从临床表现方面不易与脑肿瘤区别。脑肿瘤患者腰椎穿刺发现颅内压高,脑脊液中蛋白增高。脑 CT 或 MRI 提示脑肿瘤周围水肿显著,瘤体有增强效应,严重者有明显的占位效应。但是,有时做了脑 CT 和 MRI 也仍无法鉴别。此时,可做脑活检或按脑血栓进行治疗,定期复查 CT 或 MRI 以便区别。

(3)颅内硬膜下血肿:可以表现为进行性肢体偏瘫、感觉障碍、失语等,而没有明确的外伤史。主要鉴别依靠脑 CT 扫描发现颅骨旁有月牙状的高、低或等密度影,伴占位效应如脑室受压和中线移位,增强扫描后可见硬脑膜强化影。

(4)炎性占位性病变:细菌性脑脓肿、阿米巴性脑脓肿等炎性占位性病变可表现为短时间内逐渐出现肢体瘫痪、感觉障碍、失语、意识障碍等临床表现,尤其在无明显的炎症性表现时,难与脑血栓区别。但是,腰椎穿刺、脑 CT 和 MRI 检查有助于鉴别。

(5)癔症:对于以单个症状出现的脑血栓形成如突然失语、单肢瘫痪、意识障碍等,需要与癔症相鉴别。癔症可询问出明显的诱因,检查无定位体征,脑影像学检查正常。

(6)脑栓塞:临床表现与脑血栓形成相类似,但脑栓塞在动态下突然发病,有明确的栓子来源。

(7)偏侧性帕金森病:有的帕金森病患者表现为单侧肢体肌张力增高,而无震颤时,往往被误认为脑血栓形成。通过体格检查可发现该侧肢体有明显的强直性肌张力增高,无锥体束征及影像学上的异常,即可区别。

(8)颅脑外伤:临床表现可与脑血栓形成相似,但通过询问外伤史,则可鉴别。但部分外伤患者可合并或并发脑血栓形成。

(9)高血压脑病:椎-基底动脉系统的血栓形成表现为眩晕、恶心、呕吐,甚至意识障碍时,在原有高血压的基础上,血压又急剧升高,此时应注意与高血压脑病鉴别。高血压脑病可以表现为突然头痛、眩晕、恶心、呕吐,严重者意识障碍。后者的舒张压均在16kPa(120mmHg)以上,脑CT或MRI检查呈阴性时,则不易区别。有效鉴别方法是先进行降血压治疗,如血压下降后病情迅速好转者为高血压脑病,如无明显改善者,则为椎-基底动脉血栓形成。复查CT或MRI有助于两者的鉴别。脑血栓形成的治疗原则是尽量解除血栓及增加侧支循环,改善缺血梗死区的血液循环;积极消除脑水肿,减轻脑组织损伤;尽早进行神经功能锻炼,促进康复,防止复发。

(四)治疗

治疗脑血栓形成的药物和方法有上百种,各家医院的用法大同小异。但是,至今为止,仍无特殊有效的治疗方法。脑血栓形成的恢复程度取决于梗死的部位及大小、侧支循环代偿能力和神经功能障碍的康复效果。一般来讲,在进行性脑卒中即脑血栓形成不断地加重时,应尽早进行抗凝治疗;在脑血栓形成的早期,有条件时,应尽早进行溶栓治疗;如果丧失上述机会或病情不允许,则进行一般性治疗。在药物治疗中,如果病情已经稳定,应尽早进行早期康复治疗。不论是完全恢复正常或留有后遗症,均应长期进行综合性预防,以防止脑血栓的复发。

急性期的治疗原则:①超早期治疗。提高全民的急救意识,为获得最佳疗效力争超早期溶栓治疗。②针对脑梗死后的缺血瀑布及再灌注损伤进行综合保护治疗。③采取个性化治疗原则。④整体化观念:脑部病变是整体的一部分,要考虑脑与心脏及其他器官功能的相互影响,如脑心综合征、多脏器功能衰竭,积极预防并发症,采取对症支持疗法,并进行早期康复治疗。⑤对卒中的危险因素及时给予预防性干预措施。最终达到挽救生命、降低病残及预防复发的目的。

1.超早期溶栓治疗

(1)溶栓治疗急性脑梗死的目的:在缺血脑组织出现坏死之前,溶解血栓、再通闭塞的脑血管,及时恢复供血,从而挽救缺血脑组织,避免缺血脑组织发生坏死。在缺血脑组织出现坏死之前进行溶栓治疗,是溶栓治疗的前提。只有在缺血脑组织出现坏死之前进行溶栓治疗,溶栓治疗才有意义。

(2)溶栓治疗时间窗:脑组织对缺血耐受性特别差。脑供血一旦发生障碍,很快就会出现神经功能异常;缺血达一定程度后,脑细胞就不可避免地发生缺血坏死。脑组织对局部缺血较全脑缺血的耐受时间要长。实际上,局部脑缺血中心缺血区很快发生坏死,只是缺血周边半暗带区对缺血的耐受时间较长。溶栓治疗的主要目的是挽救那些尚没有坏死的缺血周边半暗带脑组织。缺血性脑卒中可进行有效治疗的时间称为治疗时间窗。不同个体的溶栓治疗时间窗存在较大的个体差异。根据现有的研究资料,总的来看,急性脑梗死发病3h内绝大多数患者采用溶栓治疗是有效的;发病3～6h大部分溶栓治疗可能有效;发病6～12h小部分溶栓治疗可能有效,但急性脑梗死溶栓治疗时间窗的最后确定有待于大规模、多中心、随机、双盲、安慰剂对照临床试验结果。

(3)影响溶栓治疗时间窗的因素:①种属:不同种属存在较大差异。如小鼠局部脑梗死的治疗时间窗<3h,而猴和人一般认为至少为6h。②临床病情:当脑梗死患者出现昏睡、昏迷等严重意识障碍,眼球凝视麻痹,肢体近端和远端均完全瘫痪,以及脑CT已显示低密度改变时,均表明有较短的治疗时间窗,临床上几乎无机会可溶栓。而肢体瘫痪等临床病情较轻时,一般溶栓治疗的治疗时间窗较长。③脑梗死类型:房颤所致的心源性脑栓塞患者,栓子常较大,多堵塞于颈内动脉和大脑中动脉主干,迅速造成严重的脑缺血,若此时患者上下肢体瘫痪均较完全,治疗时间窗通常在3～4h。而对于血管闭塞不全的脑血栓形成患者,由于局部脑缺血相对较轻,溶栓治疗时间窗常较长。④侧支循环状态:如大脑中动脉深穿支堵塞,因为是终末动脉,故发生缺血时侧支循环很差,其供血区脑组织的治疗时间窗常在3h之内;而大脑中动脉 M_2 或 M_3 段堵塞时,由于大脑皮质有较好的侧支循环,因而不少患者的治疗时间窗可以超过6h。⑤体温和脑组织的代谢率:低温和降低脑组织的代谢率可提高脑组织对缺血的耐受性,从而延长治疗时间窗,而高温可增加脑组织的代谢,治疗时间窗缩短。⑥神经保护药应用:许多神经保护药可以明显地延长实验动物缺血治疗的时间窗,并可减少短暂性局部缺血造成的脑梗死体积。因而,溶栓治疗联合神经保护药治疗有广阔的应用前景,但目前缺少有效的神经保护药。⑦脑细胞内外环境:脑细胞内外环境状态与脑组织对缺血的耐受性

密切相关，当患者有水、电解质及酸碱代谢紊乱等表现时，治疗时间窗明显缩短。

(4)临床上常用的溶栓药物：尿激酶(UK)、链激酶(SK)、重组的组织型纤溶酶原激活药(rt-PA)。尿激酶在我国应用最多，常用量25万～100万U，加入5%葡萄糖注射液或生理盐水中静脉滴注，30min～2h滴完，剂量应根据患者的具体情况来确定，也可采用DSA监测下选择性介入动脉溶栓；rt-PA是选择纤维蛋白溶解药，与血栓中纤维蛋白形成复合体后增强了与纤溶酶原的亲和力，使纤溶作用局限于血栓形成的部位，每次用量为0.9mg/kg体重，总量＜90mg；有较高的安全性和有效性，rt-PA溶栓治疗宜在发病后3h进行。

(5)适应证：凡年龄＜70岁；无意识障碍；发病在6h内，进展性脑卒中可延迟到12h；治疗前收缩压＜26.7kPa(200mmHg)或舒张压＜16kPa(120mmHg)；CT排除颅内出血；排除TIA；无出血性疾病及出血素质；患者或家属同意，都可进行溶栓治疗。

(6)溶栓方法：上述溶栓药的给药途径有2种。①静脉滴注。应用静脉滴注UK和SK治疗诊断非常明确的早期或超早期的缺血性脑血管病，也获得一定的疗效。②选择性动脉注射。属血管介入性治疗，用于治疗缺血性脑血管病，并获得较好的疗效。选择性动脉注射有2种途径：一种是选择性脑动脉注射法，即经股动脉或肘动脉穿刺后，先进行脑血管造影，明确血栓所在的部位，再将导管插至颈动脉或椎-基底动脉的分支，直接将溶栓药注入血栓所在的动脉或直接注入血栓处，达到较准确的选择性溶栓作用。且在注入溶栓药后，还可立即再进行血管造影了解溶栓的效果。另一种是颈动脉注射法，适用于治疗颈动脉系统的血栓形成。用常规注射器穿刺后，将溶栓药物注入发生血栓侧的颈动脉，达到溶栓作用。但是，动脉内溶栓有一定的出血并发症，因此，动脉内溶栓的条件是：明确为较大的动脉闭塞；脑CT扫描呈阴性，无出血的证据；允许有小范围的轻度脑沟回改变，但无明显的大片低密度梗死灶；血管造影证实有与症状和体征相一致的动脉闭塞改变；收缩压在24kPa(180mmHg)以下，舒张压在14.6kPa(110mmHg)以下；无意识障碍，提示病情尚未发展至高峰者。值得注意的是，在进行动脉溶栓之前一定要明确是椎-基底动脉系统还是颈动脉系统的血栓形成，否则，误做溶栓，延误治疗。

局部动脉灌注溶栓剂较全身静脉用药剂量小，血栓局部药物浓度高，并可根据DSA观察血栓溶解情况以决定是否继续用药。但DSA及选择性插管，治疗时间将延迟45min～3h。目前文献报道的局部动脉内溶栓治疗脑梗死血管再通率为58%～100%，临床好转率为53%～94%，均高于静脉内用药(36%～89%，26%～85%)。但因患者入选标准，溶栓剂种类、剂量，观察时间不一，缺乏可比性，故哪种用药途径疗效较好仍不清楚。故有人建议,先尽早静脉应用溶栓剂,短期无效者再进行局部动脉内溶栓。

应用溶栓药物治疗目前尚无统一标准,由于个体差异,剂量波动范围也大。不同的溶栓药物和不同的给药途径,用药的剂量也不同。①尿激酶:静脉注射的剂量分为2种:a.大剂量,100万～200万U溶于生理盐水500～1 000mL中,静脉滴注,仅用1次。b.小剂量,20万～50万U溶于生理盐水500mL中,静脉滴注,每天1次,可连用3～5次。动脉内注射的剂量为10万～30万U。②rt-PA:美国国立卫生院的试验结果认为,rt-PA治疗剂量≤0.85mg/kg体重、总剂量<90mg是安全的。其中10%可静脉推注,剩余90%的剂量在24h内静脉滴注。

(7)溶栓并发症:脑梗死病灶继发出血,致命的再灌注损伤及脑组织水肿是溶栓治疗的潜在危险;再闭塞率可达10%～20%。

所有溶栓药在临床应用中均有可能产生颅内出血的并发症,包括脑内和脑外出血。影响溶栓药物疗效与安全性的主要并发症是脑内出血。脑内出血分脑出血及梗死性出血。前者指CT检查显示在非梗死区出现高密度的血肿,多数伴有相应的临床症状和体征,少数可以没有任何临床表现;后者指梗死区的脑血管在阻塞后再通,血液外渗所致,CT扫描显示出梗死灶周围有单独或融合的斑片状出血,一般不形成血肿。出血并发症可导致病情加重,但有的可能没有任何表现。溶栓后的脑内出血在尸检的发现率为17%～65%,远低于临床上的表现率。溶栓导致脑内出血的原因可能是:①缺血后血管壁受损,易破裂。②继发性纤溶及凝血障碍。③动脉再通后灌注压增高。④软化脑组织对血管的支持作用减弱。脑外出血主要见于胃肠道及泌尿道。

迄今为止,仍无大宗随机双盲对比性的临床应用研究结果,大多为个案病例或开放性临床应用研究,尤其是对选择病例方面,有较多的差别,因此,溶栓治疗的确切效果各家报道不一样,差别较大。但较为肯定的是溶栓后的出血并发症较高。Grond等、Chiu等、Trouillas等及Tanne等分别对60例、30例、100例及75例动脉血栓形成的患者行rt-PA静脉溶栓治疗,症状性脑出血的发生率为6.6%、7%、7%和7%。rt-PA静脉溶栓会增加脑出血的危险和脑出血死亡的机会。如果其他条件确实完全相同,治疗组的病死率只可能高于对照组。目前,溶栓治疗还只能作为研究课题,不能常规应用。溶栓治疗的有效性和安全性必须依靠临床对照试验来回答。

2.抗凝治疗

(1)抗凝治疗的目的:目的在于防止血栓扩展和新血栓形成。高凝状态是缺血性脑血管病发生和发展的重要环节，主要与凝血因子，尤其是第Ⅷ因子和纤维蛋白原增多及其活性增高有关。所以，抗凝治疗主要通过抗凝血，阻止血栓发展和防止血栓形成，达到治疗或预防脑血栓形成的目的。

(2)常用药物有肝素、低分子肝素及华法林等。低分子肝素与内皮细胞和血浆蛋白的亲和力低，其经肾排泄时更多的是不饱和机制起作用，所以，低分子肝素的清除与剂量无关，而其半衰期比普通肝素长 2～4 倍。用药时不必行实验室监测，低分子肝素对患者的血小板减少和肝素诱导的抗血小板抗体发生率下降。硫酸鱼精蛋白可 100％中和低分子肝素的抗凝血因子活性，可以中和 60％～70％的抗凝血因子活性。急性缺血性脑卒中的治疗，可用低分子肝素钙 4 100U 皮下注射，每天 2 次，共 10d。口服抗凝药物：①双香豆素及其衍生物：能阻碍血液中凝血酶原的形成，使其含量降低，其抗凝作用显效较慢(用药后 24～48h，甚至 72h)，持续时间长，单独应用仅适用于发展较缓慢的患者或用于心房颤动患者脑卒中的预防。口服抗凝药中，华法林和新抗凝片的开始剂量分别为 4～6mg 和 1～2mg，开始治疗的 10d 内测定凝血酶原时间和活动度应每天 1 次，以后每周 3 次，待凝血酶原活动度稳定于治疗所需的指标时，则 7～10d 测定 1 次，同时应检测国际规格化比值(INF)。②藻酸双酯钠：又称多糖硫酸酯(多糖硫酸盐，PSS)，是从海洋生长的褐藻中提取的一种类肝素药物。但作用强度是肝素的 1/3，而抗凝时间与肝素相同。主要作用是抗凝血、降低血液黏稠度、降低血脂及改善脑微循环。用法：按 2～4mg/kg 体重加入 5％葡萄糖注射液 500mL，静脉滴注，30 滴/分，每天 1 次，10d 为 1 个疗程。或口服，每次 0.1g，每天 1 次，可长期使用。个别患者可能出现皮疹、头痛、恶心、皮下出血点。

(3)抗凝治疗的适应证：①短暂性脑缺血发作。②进行性缺血性脑卒中。③椎-基底动脉系统血栓形成。④反复发作的脑栓塞。⑤应用于心房颤动患者的卒中预防。

(4)抗凝治疗的禁忌证：①有消化道溃疡病史。②有出血倾向、血液病。③高血压[血压 24/13.3kPa(180/100mmHg)以上]。④有严重肝、肾疾病。⑤临床不能除外颅内出血。

(5)抗凝治疗的注意事项：①抗凝治疗前应进行脑部 CT 检查，以除外脑出血病变，高龄、较重的脑动脉硬化和高血压患者采用抗凝治疗应慎重。②抗凝治疗对凝血酶原活动度应维持在 15％～25％，部分凝血活酶时间应维持在 1.5 倍之内。③肝素抗凝治疗维持在 7～10d，口服抗凝剂维持 2～6 个月，也可维持在 1 年以上。

④口服抗凝药的用量较国外文献报道的剂量小，其1/3～1/2的剂量就可以达到有效的凝血酶原活动度的指标。⑤抗凝治疗过程中应经常注意皮肤、黏膜是否有出血点，小便检查是否有红细胞，大便潜血试验是否阳性，若发现异常应及时停用抗凝药物。⑥抗凝治疗过程中应避免针灸、外科小手术等，以免引起出血。

3.降纤治疗

可以降解血栓蛋白质，增加纤溶系统活性，抑制血栓形成及促进血栓溶解。此类药物也应早期应用(发病6h以内)，特别适用于合并高纤维蛋白原血症者。降纤酶、东菱克栓酶、安克洛酶和蚓激酶均属这一类药物。但降纤至何种程度，如何减少出血并发症等问题尚待解决。有报道，发病后3h给予Ancrod可改善患者的预后。

4.扩容治疗

主要是通过增加血容量，降低血液黏稠度，起到改善脑微循环作用。

(1)右旋糖酐－40：主要作用为阻止红细胞和血小板聚集，降低血液黏稠度，以改善循环。用法：10%右旋糖酐－40，500mL，静脉滴注，每天1次，10d为1个疗程。可在间隔10～20d后，再重复使用1个疗程。有过敏体质者，应做过敏皮试阴性后方可使用。心功能不全者应使用半量，并缓慢滴注。患有糖尿病者，应同时加用相应胰岛素治疗。高血压患者慎用。有意识障碍或提示脑水肿明显者禁用。无论有无高血压，均需要观察血压情况。

(2)706代血浆(6%羟乙基淀粉)：作用和用法与右旋糖酐－40相同，只是不需要做过敏试验。

5.扩血管治疗

血管扩张药过去曾被广泛应用，此法在脑梗死急性期不宜使用。原因为缺血区的血管因缺血、缺氧及组织中的乳酸聚集已造成病理性的血管扩张，此时应用血管扩张药，则造成脑内正常血管扩张，也波及全身血管，从而使病变区的血管局部血流下降，加重脑水肿，即所谓“盗血”现象。如有出血性梗死时可能会加重出血，因此，只在病变轻、无水肿的小梗死灶或脑梗死发病3周后无脑水肿者酌情使用，且应注意有无低血压。

(1)罂粟碱：具有非特异性血管平滑肌的松弛作用，直接扩张脑血管，降低脑血管阻力，增加脑局部血流量。用法：60mg加入5%葡萄糖注射液500mL中，静脉滴注，每天1次，可连用3～5d；或20～30mg，肌内注射，每天1次，可连用5～7d；或每次30～60mg口服，每天3次，连用7～10d。注意本药每天用量不应超过300mg，不宜长期使用，以免成瘾。在用药时可能因血管明显扩张导致明显头痛。

(2)己酮可可碱:直接抑制血管平滑肌的磷酸二酯酶,达到扩张血管的作用;还能抑制血小板和红细胞的聚集。用法:100～200mg 加入 5%葡萄糖注射液 500mL 中,静脉滴注,每天 1 次,连用7～10d;或口服每次100～300mg,每天 3 次,连用 7～10d。本药禁用于刚患心肌梗死、严重冠状动脉硬化、高血压患者及孕妇。输液过快者可出现呕吐及腹泻。

(3)环扁桃酯:又称三甲基环己扁桃酸或抗栓丸。能持续性松弛血管平滑肌,增加脑血流量,但作用较罂粟碱弱。用法:每次 0.2～0.4g 口服,每天 3 次,连用 10～15d。可长期应用。

(4)氢化麦角碱:又称海得琴,是麦角碱的衍生物。其直接激活多巴胺和 5-HT 受体,也阻断去甲肾上腺素对血管受体的作用,使脑血管扩张,改善脑微循环,增加脑血流量。用法:每次口服 1～2mg,每天 3 次,1～3 个月为 1 个疗程,或长期使用。本药易引起直立性低血压,因此,低血压患者禁用。

6.钙通道阻滞药

其通过阻断钙离子的跨膜内流而起作用,从而缓解平滑肌的收缩、保护脑细胞、抗动脉粥样硬化、维持红细胞变形能力及抑制血小板聚集。

(1)尼莫地平:又称硝苯甲氧乙基异丙啶。选择性作用于脑血管平滑肌的钙通道阻滞药,对脑以外的血管作用较小,因此,不起降血压作用。主要缓解血管痉挛,抑制肾上腺素能介导的血管收缩,增加脑组织葡萄糖利用率,重新分布缺血区血流量。用法:每次口服 20～40mg,每天 3 次,可经常使用。

(2)尼莫通:为尼莫地平的同类药物,只是水溶性较高。每次口服 30～60mg,每天 3 次,可经常使用。

(3)尼卡地平:又称硝苯苄胺啶。是作用较强的钙通道阻滞药。选择性作用于脑动脉、冠状动脉及外周血管,增加心脑血流量和改善循环,同时有明显的降血压作用。用法:每次口服 20～40mg,每天 3 次,可经常使用。

(4)桂利嗪:为哌嗪类钙通道阻滞药,扩张血管平滑肌,改善心脑循环。还有防止血管脆化作用。用法:每次口服 25～50mg,每天 3 次,可经常使用。

(5)氟桂利嗪:与桂利嗪为同一类药物。用法:每次口服 5～10mg,每天 1 次,连用 10～15d。因本药可增加脑脊液,故颅内压增高者不用。

7.抗血小板药

主要通过灭活脂肪酸环化酶,阻止血小板合成 TXA_2,并抑制血小板释放 ADP、5-HT、肾上腺素、组胺等活性物质,以抑制血小板聚集,达到改善微循环及抗凝作用。

(1)阿司匹林:又称乙酰水杨酸,有抑制环氧化酶,使血小板膜蛋白乙酰化,并能抑制血小板膜上的胶原糖基转移酶的作用。由于环氧化酶受到抑制,使血小板膜上的花生四烯酸不能被合成内过氧化物 PGG_2 和 TXA_2,因而能阻止血小板的聚集和释放反应。在体外,阿司匹林可抑制肾上腺素、胶原、抗原-抗体复合物、低浓度凝血酶引起的血小板释放反应。具有较强而持久的抗血小板聚集作用。成人口服 0.1～0.3g 即可抑制 TXA_2 的形成,其作用可持续 7～10d,这一作用在阻止血栓形成,特别在防治心脑血管血栓性疾病中具有重要意义。

血管壁的内皮细胞存在前列环素合成酶,能促进前列环素(PGI_2)的合成,PGI_2 为一种强大的抗血小板聚集物质。试验证明,不同剂量的阿司匹林对血小板 TXA_2 与血管壁内皮细胞 PGI_2 形成有不同的影响。小剂量(2mg/kg 体重)即可完全抑制人血小板 TXA_2 的合成,但不抑制血管壁内皮细胞 PGI_2 的合成,产生较强的抗血小板聚集作用,但大剂量(100～200mg/kg 体重)时血小板 TXA_2 和血管壁内皮细胞 PGI_2 的合成均被抑制,故抗血小板聚集作用减弱,有促进血栓形成的可能性。但大剂量长期服用阿司匹林的临床试验表明无血栓形成的增加。小剂量(3～6mg/kg体重)或大剂量(25～80mg/kg 体重)都能延长出血时间,说明阿司匹林对血小板环氧化酶的作用较对血管壁内皮细胞前列环素合成酶作用占优势。因此,一般认为小剂量(160～325mg/d)对多数人有抗血栓作用,中剂量(500～1 500mg/d)对某些人有效,大剂量(1 500mg/d 以上)才可促进血栓形成。1994 年抗血小板治疗协作组统计了 145 个研究中心 20 000 例症状性动脉硬化病变的高危人群,服用阿司匹林后的预防效果,与安慰剂比较,阿司匹林可降低非致命或致命血管事件发生率 27%,降低心血管病死率 18%。不同剂量的阿司匹林预防作用相同。国际卒中试验(1997 年)在 36 个国家 467 所医院的 19 435 例急性缺血性卒中患者中应用或不应用阿司匹林和皮下注射肝素的随机对照研究,患者入组后给予治疗持续 14d 或直到出院,统计 2 周病死率、6 个月病死率及生活自理情况。研究结果表明,急性缺血性脑卒中采用肝素治疗未显示任何临床疗效,而应用阿司匹林,病死率及非致命性脑卒中复发率明显降低。认为如无明确的禁忌证,急性缺血性脑卒中后应立即给予阿司匹林,初始剂量为 300mg/d,小剂量长期应用有助于改善预后。1998 年 5 月在英国爱丁堡举行的第七届欧洲卒中年会认为,阿司匹林在缺血性脑卒中的急性期使用和二级预防疗效肯定,只要无禁忌证在脑卒中发生后尽快使用。急性发病者可首次口服 300mg,而后每天 1 次口服 100mg;1 周后,改为每天晚饭后口服 50mg 或每次 25mg,每天 1 次,可以达到长期预防脑血栓复发的效果。至今认为本药是较好的预防性药物,且经济、安全、方便。阿司匹林的应用剂量一直是阿司匹林疗法的争论点之一，有研究者通过观察不同剂量（25～100mg/d）对血小板积聚率、TXA_2 和血管内皮细胞 PGI_2 合成的影响，认为 50mg/d 为中国人最佳剂量，并在多中心长期随访研究中证实了它的疗效。但长期使用即使小剂量阿司匹林也有一定的不良反应，长期服用对消化道有刺激性，发生食欲缺乏、恶心，严重时可致消化道出血。据统计，大约 17.5%的患者有恶心等消化道反应，2.6%的患者有消化道出血，3.4%的患者有变态反应，因此，对有溃疡病的患者应慎用。

（2）噻氯匹定：又称力抗栓，能抑制纤维蛋白原与血小板受体之间的附着，致使纤维蛋白原在血小板相互聚集中不能发挥桥联作用；刺激血小板腺苷酸环化酶，使血小板内 cAMP 增高，抑制血小板聚集；减少 TXA_2 的合成；稳定血小板膜，抑制 ADP、胶原诱导的血小板聚集。因此，噻氯匹定药理作用是对血小板聚集的各个阶段都有抑制作用，即减少血小板的黏附，抑制血小板的聚集，增强血小板的解聚作用，以上特性表现为出血时间延长，对凝血试验无影响。服药后 24～48h 才开始起抗血小板作用，3～5d 后作用达高峰，停药后其作用仍可维持 3d。口服每次 125～250mg，每天 1～2 次，进餐时服用。可根据患者具体情况调整剂量。噻氯匹定对椎-基底动脉系统缺血性脑卒中的预防作用优于颈内动脉系统，并且效果优于阿司匹林，它同样可以预防脑卒中的复发。

噻氯匹定的不良反应有粒细胞减少，发生率约为 0.8%，常发生在服药后最初 3 周，其他还有腹泻、皮疹（约 2%）等，停药后不良反应一般可消失。极少数患者有胆汁淤积性黄疸和（或）转氨酶升高。不宜与阿司匹林、非甾体抗炎药和口服抗凝药合用。由于可产生粒细胞减少，服药后前 3 个月内每 2 周做白细胞数监测。由于延长出血时间，对有出血倾向的器质性病变如活动性溃疡或急性出血性脑卒中、白细胞减少症、血小板减少症等患者禁用。

（3）氯吡格雷：化学结构与噻氯匹定相近，活性高于噻氯匹定。氯吡格雷通过选择性不可逆地和血小板 ADP 受体结合，抑制血小板聚集，防止血栓形成和减轻动脉粥样硬化。氯吡格雷 75mg/d 与噻氯匹定 250mg 每天 2 次抑制效率相同。不良反应有皮疹、腹泻、消化不良、消化道出血等。

（4）双嘧达莫：又称潘生丁、双嘧哌胺醇。通过抑制血小板中磷酸二酯酶的活性，也有可能刺激腺苷酸环化酶，使血小板内环磷酸腺苷（cAMP）增高，从而抑制 ADP 诱导的初发和次发血小板聚集反应。在高浓度下可抑制血小板对胶原、肾上腺素和凝血酶的释放反应。双嘧达莫可能还有增强动脉壁合成前列环素、抑制血小板生成 TXA_2 的作用。口服每次 50～100mg，每天 3 次，可长期服用。合用阿司匹林更有效。不良反应有恶心、头痛、眩晕、面部潮红等。

8.中药治疗

有些中药主要通过活血化瘀作用对治疗缺血性脑血管病有一定作用，可以使用。

(1)丹参制剂：主要成分为丹参酮，具有扩张脑血管、改善微循环、促进纤维蛋白原降解、降低血液黏稠度、提高脑组织抗缺氧能力的作用。用法：丹参注射液10～20mL加入5%葡萄糖注射液500mL或右旋糖酐-40 500mL中，静脉滴注，每天1次，10～15d为1个疗程。也可2～4mL，肌内注射，每天1次，10d为1个疗程。丹参片或复方丹参片，每次口服3片，每天3次，可长期服用。

(2)川芎嗪：主要成分为四甲基吡嗪。药理研究表明，川芎嗪能通过血脑屏障，主要分布在大脑半球、脑干等处，对血管平滑肌有解痉作用，能扩张小血管，减小脑血管阻力，增加脑血流量，改善微循环；能降低血小板表面活性及聚集性，对已形成的血小板聚集有解聚作用，能抑制ADP对血小板的聚集作用；对血管内皮细胞有保护作用，对缺血、缺氧引起的脑水肿有较好的防治作用；作为一种钙通道阻滞药，可改善脑缺血后再灌注后的能量代谢、电生理及线粒体功能，可抗自由基的氧化作用，对脑缺血及再灌注后神经细胞功能有保护作用。用法：川芎嗪注射液80～160mg加入5%葡萄糖注射液500mL中，静脉滴注，每天1次，10～15d为1个疗程。川芎嗪片口服，每天3次，每次0.1～0.2g，可长期服用。

9.防治脑水肿

一旦发生脑血栓形成，很快出现缺血性脑水肿，其包括细胞毒性水肿和血管源性水肿。脑水肿进一步加剧神经细胞的坏死，严重大块梗死者，还可引起颅内压增高，发生脑疝致死。所以，缺血性脑水肿不仅加重脑梗死的病理生理过程，影响神经功能障碍的恢复，还可导致死亡。因此，脑血栓形成后，尤其梗死面积大、病情重或进展型脑卒中、意识障碍的患者应及时积极治疗脑水肿。防治脑水肿的方法包括使用高渗脱水药、利尿药和白蛋白，控制入水量等。

(1)高渗性脱水治疗：通过提高血浆渗透压，造成血液与脑之间的渗透压梯度加大，脑组织内水分向血液移动，达到脑组织脱水作用；高渗性血液通过反射机制抑制脉络丛分泌脑脊液，使脑脊液生成减少；由于高渗性脱水最终通过增加排尿量的同时，也加速排泄梗死区代谢产物。最后减轻梗死区及半暗带水肿，挽救神经细胞，防止发生脑疝危及生命。

缺血性脑水肿的发生和发展尽管是严重的并发症，但也是一个自然过程。在脑血栓形成后的10d以内脑水肿最重，只要此期间在药物的协助下，加强脱水，经过一段时间后,缺血性脑水肿会自然消退。

甘露醇:是一种己六醇,至今仍为最好、最强的脱水药。其主要有以下作用:快速注入静脉后,因它不易从毛细血管外渗入组织,而迅速提高血浆渗透压,使组织间液水分向血管内转移,产生脱水作用;同时增加尿量及尿 Na^+、K^+ 的排出;还可清除各种自由基、减轻组织损害。静脉应用后在 10min 开始发生作用,2～3h达高峰。用法:根据脑梗死的大小和心、肾功能状态决定用量和次数。一般认为最佳有效量是每次 0.5～1g/kg 体重,即每次 20%甘露醇 125～250mL 静脉快速滴注,每天 2～4 次,直至脑水肿减轻。但是,小灶梗死者,可每天 1 次;或心功能不全者,每次 125mL,每天 2 次或 3 次。肾功能不好者尽量减少用量,并配合其他利尿药治疗。

甘油:为丙三醇,其相对分子质量为 92。有人认为甘油优于甘露醇,由于甘油可提供热量,仅10%～20%无变化地从尿中排出,可减少水、电解质紊乱与反跳现象,可溶于水和乙醇中,为正常人的代谢产物,大部分在肝脏内代谢,转变为葡萄糖、糖原和其他糖类,小部分构成其他酯类。甘油无毒性,是目前最常用的口服脱水药。其治疗脑水肿的机制可能是通过提高血浆渗透压,使组织水分(尤其是含水多的组织)转移到血浆内,因而引起脑组织脱水。最初曾用于静脉注射以降低颅内压。现认为口服同样有效。用药后 30～60min 起作用,治疗作用时间较甘露醇稍晚,维持时间短,疗效不如前者。因此,有时在上述脱水药两次用药之间给予,以防止"反跳现象"。口服甘油无毒,在体内能产生比等量葡萄糖稍高的热量,因此,尚有补充热量的作用,且无"反跳现象"。Contoce 认为,甘油比其他高渗药更为理想,其优点有:迅速而显著地降低颅内压;长期重复用药无反跳现象;无毒性。甘油的不良反应轻微,可有头痛、头晕、咽部不适、口渴、恶心、呕吐、上腹部不适及血压轻度下降等。由于甘油可引起高血糖和糖尿,故糖尿病患者不宜使用。甘油过大剂量应用或浓度>10%时,可产生注射部位的静脉炎,或引起溶血、血红蛋白尿,甚至急性肾衰竭等不良反应。甘油经胃肠道吸收,临床上多口服,昏迷患者则用鼻饲,配制时将甘油溶于生理盐水内稀释成 50%溶液,剂量每次 0.5～2g/kg 体重,每天总量可达 5g/kg 体重以上。一般开始剂量 1.5g/kg 体重,以后每 3h 0.5～0.7g/kg 体重,一连数天。静脉注射为 10%甘油注射液 500mL,成人每天 10%甘油注射液 500mL,共使用 5～6 次。

(2)利尿药:主要通过增加肾小球滤过,减少肾小管再吸收和抑制肾小管的分泌,增加尿量,造成机体脱水,最后使脑组织脱水。同时还可控制钠离子进入脑组织减轻水肿,控制钠离子进入脑脊液,以降低脑脊液生成率的 50%左右。但是,上述作用必须以肾功能正常为前提。

呋塞米：又称速尿、利尿磺酸、呋喃苯胺酸、呋塞米灵、利尿灵等。是作用快、作用时间短和疗效最强的利尿药，主要通过抑制髓袢升支对 Cl^- 的主动再吸收而起作用。注射后 5min 起效，1h 达高峰，并维持 3h。对合并有高血压、心功能不全者疗效更佳。如患者有肾功能障碍或用较大剂量甘露醇治疗后效果仍不佳，可单独或与甘露醇交替应用。用法：每次 20～80mg，肌内注射或静脉推注，每天 4 次。口服者每次 20～80mg，每天 2 次或 3 次。其不良反应为电解质紊乱、过度脱水、血压下降、血小板减少、粒细胞减少、贫血、皮疹等。

依他尼酸：又称利尿酸、Edecrin。作用类似于呋塞米。应用指征同呋塞米。用法：每次 25～50mg 加入 5%葡萄糖注射液或生理盐水 100mL 中，缓慢滴注。3～5d 为1 个疗程。所配溶液在 24h 内用完。可出现血栓性静脉炎、电解质紊乱、过度脱水、神经性耳聋、高尿酸血症、高血糖、出血倾向、肝肾功能损害等不良反应。

白蛋白：对于严重的大面积脑梗死引起的脑水肿，加用白蛋白，有明显的脱水效果。用法：每次 10～15g，静脉滴注，每日或隔日 1 次，连用 5～7d。本药价格较贵，个别患者有变态反应，或造成医源性肝炎。

10.神经细胞活化药

有不少研究表明，这类药物有一定的营养神经细胞和促进神经细胞活化的作用，主要对于不完全受损的细胞起作用，个别报道甚至认为有极佳效果。但是，在临床实践中，并没有明显效果，而且价格较贵。

(1)脑活素：主要成分为动物脑(猪脑)水解后精制的必需和非必需氨基酸、单胺类神经介质、肽类激素和酶前体。有研究表明，该药能通过血脑屏障，直接进入神经细胞，影响细胞呼吸链，调节细胞神经递质，激活腺苷酸环化酶，参与细胞内蛋白质合成等。用法：20～50mL 加入生理盐水 500mL 中，静脉滴注，每天 1 次，10～15d 为 1 个疗程。

(2)胞磷胆碱：在生物学上，胞磷胆碱是合成磷脂胆碱的前体，胆碱在磷脂酰胆碱的生物合成中具有重要作用，而磷脂酰胆碱是神经细胞膜的重要组成部分。胞磷胆碱还参与细胞核酸、蛋白质和糖的代谢，促使葡萄糖合成乙酰胆碱，防止脑水肿。用法：500～1 000mg 加入 5%葡萄糖注射液 500mL 中，静脉滴注，每天 1 次，10～15d为 1 个疗程。250mg，肌内注射，每天 1 次，每个疗程为 2～4 周。少数患者用药后出现兴奋性症状，诱发癫痫或精神症状。

(3)丁咯地尔(活脑灵)：主要成分为 Buflomedil hydrochloride。主要作用：①阻断α-肾上腺素能受体。②抑制血小板聚集。③提高及改善红细胞变形能力。

④有较弱的非特异性钙拮抗作用。用法:200mg 加入生理盐水或 5%葡萄糖注射液 500mL 中,静脉缓慢滴注,每天 1 次,10d 为 1 个疗程。也可肌内注射,每次 50mL,每天 2 次,10d 为 1 个疗程。但是,产妇和正在发生出血性疾病的患者禁用。少数患者可有肠胃道不适、头痛、眩晕及肢体烧灼痛感。

11.其他内科治疗

脑血栓形成的主要原因是高血压、高脂血症、糖尿病、心脏病等内科疾病,或发生脑血栓形成时,大多合并许多内科疾病。但是,并发严重的内科疾病多见于脑干梗死和较大范围的大脑半球梗死。有时,患者由于严重的内科合并症如心力衰竭、肺水肿及感染、肾衰竭等死亡。因此,除针对性治疗脑血栓形成外,还应治疗合并的内科疾病。

(1)调整血压:急性脑梗死患者一过性血压增高常见,因此,降压药应慎用。国外平均血压[MBP,(收缩压+舒张压×2)÷3]>17.3kPa(130mmHg)或收缩压(SBP)>29.3kPa(220mmHg),可谨慎应用降压药。一般不主张使用降压药,以免减少脑血流灌注,加重脑梗死。如血压低,应查明原因是否为血容量减少,补液纠正血容量,必要时应用升压药。对脑分水岭梗死,则应对其病因进行治疗,如纠正低血压、治疗休克、补充血容量、对心脏病进行治疗等。

(2)控制血糖:临床和实验病理研究证实,高血糖加重急性脑梗死及局灶性缺血再灌注损伤,故急性缺血性脑血管病在发病 24h 内不宜输入高糖,以免加重酸中毒。有高血糖者要纠正,低血糖也要注意,一旦出现要控制。

(3)心脏疾病的预防:积极治疗原发心脏疾病。但严重的脑血栓形成可合并心肌缺血或心律失常,严重者出现心力衰竭时,除了积极治疗外,补液应限制速度和量,甘露醇应半量应用,加用利尿药。

(4)保证营养与防治水、电解质及酸碱平衡紊乱:出现球麻痹或意识障碍的患者主要靠静脉输液和胃管鼻饲或经皮胃管补充营养。应该保证每天的水、电解质和能量补给。在应用葡萄糖的问题上,尽管动物实验研究证实高血糖和低血糖对脑梗死有加重作用,但是,也应保证每天的需要量,如有糖尿病或反应性高血糖者,在应用相应剂量的胰岛素下补给葡萄糖。对于不能进食和长期大量使用脱水药者,每天检测血生化,如有异常,及时纠正。

(5)防治感染:对于严重瘫痪、球麻痹、意识障碍患者,容易合并肺部感染,可常规使用青霉素 320 万 U 加入生理盐水 100mL 中,静脉滴注,每天 2 次。如果效果不理想,应根据痰培养结果及时更换抗生素。对于严重的球麻痹和意识障碍患者,由于自己不能咳嗽排痰，应尽早做气管切开，以利于吸痰，这是防治肺部感染的最好办法。

(6)加强护理：由于脑血栓形成患者在急性期大多数不能自理生活，应每2h翻身1次，并拍背部协助排痰，防止压疮和肺部感染的发生。

12.外科治疗

颈内动脉和大脑中动脉血栓形成患者，可出现大片脑梗死，且在发病后3～7d，可因缺血性脑水肿，导致脑室受压、中线移位及脑疝发生，危及生命。此时，应积极进行颞下减压和清除梗死组织，以挽救生命。

13.康复治疗

主张早期进行康复治疗，即使在急性期也应注意瘫痪肢体的位置。病情稳定者，可以尽早开始肢体功能锻炼和语言训练，既可明显地降低脑血栓形成患者的致残率，也可减少并发症和后遗症如肩周炎、肢体挛缩、失用性肌萎缩、痴呆等的发生。

二、脑栓塞

脑栓塞是指脑动脉被异常的栓子(血液中异常的固体、液体、气体)阻塞，使远端脑组织发生缺血性坏死，出现相应的神经功能障碍。栓子以血液栓子为主，约占所有栓子的90％；其次还有脂肪栓、空气栓、癌栓、医源物体等。脑栓塞发生率占急性脑血管病的15％～20％，占全身动脉栓塞的50％。

(一)临床表现

1.发病年龄

本病起病年龄不一，若因风湿性心脏病所致，患者以中青年为主；若因冠心病、心肌梗死、心律失常所致，患者以中老年人居多。

2.起病急骤

大多数患者无任何前驱症状，多在活动中起病，局限性神经缺损症状常于数秒或数分钟发展到高峰，是发展最急的脑卒中，且多表现为完全性脑卒中，少数患者在数日内呈阶梯样或进行性恶化。50％～60％的患者起病时有意识障碍，但持续时间短暂。

3.局灶神经症状

栓塞引起的神经功能障碍取决于栓子的数目、栓塞范围和部位。栓塞发生在颈内动脉系统特别是大脑中动脉最常见，临床表现为突起的偏瘫、偏身感觉障碍和偏盲，在主侧半球可有失语，也可出现单瘫、运动性或感觉性失语等。9％～18％的患者出现局灶性癫痫发作。本病约10%的栓子达椎-基底动脉系统，临床表现为眩晕、呕吐、复视、眼球震颤、共济失调、交叉性瘫痪、构音障碍及吞咽困难等。若累及网状结构则出现昏迷与高热，若阻塞了基底动脉主干可突然出现昏迷和四肢瘫痪，预后极差。

4.其他症状

本病以心源性脑栓塞最常见，故有风湿性心脏病或冠心病、严重心律失常的症状和体征；部分患者有心脏手术、长骨骨折、血管内治疗史；部分患者有脑外多处栓塞证据，如皮肤、球结膜、肺、肾、脾和肠系膜等栓塞和相应的临床症状和体征。

（二）辅助检查

目的：明确脑栓塞的部位和病因（如心源性、血管源性及其他栓子来源的检查）。

1.心电图或24h动态心电图观察

可了解有无心律失常、心肌梗死等。

2.超声心动图检查

有助于显示瓣膜疾患、二尖瓣脱垂、心内膜病变等。

3.颈动脉超声检查

可显示颈动脉及颈内外动脉分叉处的血管情况，有无管壁粥样硬化斑及管腔狭窄等。

4.腰椎穿刺脑脊液检查

可以正常，若红细胞增多可考虑出血性梗死，若白细胞增多考虑有感染性栓塞的可能，有大血管阻塞、广泛性脑水肿者脑脊液压力增高。

5.脑血管造影

颅外颈动脉造影可显示动脉壁病变，数字减影血管造影（DSA）能提高血管病变诊断的准确性，了解有无血管腔狭窄、动脉粥样硬化溃疡、血管内膜粗糙等情况。新一代的MRA能显示血管及血流情况，且为无创性检查。

6.头颅CT扫描

发病后24～48h后可见低密度梗死灶，若为出血性梗死则在低密度灶内可见高密度影。

7.MRI检查

能更早发现梗死灶，对脑干及小脑扫描明显优于CT。

（三）诊断和鉴别诊断

1.诊断

（1）起病急骤，起病后常于数秒内病情达高峰。

(2)主要表现为偏瘫、偏身感觉障碍和偏盲,在主侧半球则有运动性失语或感觉性失语。少数患者为眩晕、呕吐、眼球震颤及共济失调。

(3)多数患者为心源性脑栓塞,故有风心病或冠心病、心律失常的症状和体征。

(4)头颅 CT 或 MRI 检查可明确诊断。

2.鉴别诊断

在无前驱症状下,动态中突然发病并迅速达高峰,有明确的定位症状和体征;如查出心脏病、动脉粥样硬化、骨折、心脏手术、大血管穿刺术等原因可确诊。头颅 CT 和 MRI 能协助明确脑栓塞的部位和大小。腰椎穿刺检查有助于了解颅内压、炎性栓塞及出血性梗死。脑栓塞应注意与其他类型的急性脑血管病区别。尤其是出血性脑血管病,主要靠头颅 CT 和 MRI 检查加以区别。

(四)治疗

积极改善侧支循环,减轻脑水肿,防治出血和治疗原发病。

1.脑栓塞治疗

其治疗原则与脑血栓形成相同。但应注意:

(1)由于容易合并出血性梗死或出现大片缺血性水肿,所以,在急性期不主张应用较强的抗凝和溶栓药物如肝素、双香豆素类药物、尿激酶、组织型纤溶酶原激活物(tPA)、噻氯匹定等。

(2)发生在颈内动脉末端或大脑中动脉主干的大面积脑栓塞,以及小脑梗死可发生严重的脑水肿,继发脑疝,应积极进行脱水、降颅压治疗,必要时需要进行颅骨骨瓣切除减压,以挽救生命。由心源性所致者,有些伴有心功能不全。在用脱水药时应酌情减量,甘露醇与呋塞米交替使用。

(3)其他原因引起的脑栓塞,要有相应的治疗。如空气栓塞者,可应用高压氧治疗。脂肪栓塞者,加用 5%碳酸氢钠注射液 250mL,静脉滴注,每天 2 次;也可用小剂量肝素 10～50mg,每 6h 1 次;或 10%乙醇溶液 500mL,静脉滴注。

(4)部分心源性脑栓塞患者发病后 2～3h 内,静脉滴注较强的血管扩张药如罂粟碱,可收到意想不到的疗效。

2.原发病治疗

针对性治疗原发病有利于脑栓塞的恢复和防止复发。如先天性心脏病或风湿性心脏病患者,有手术适应证者,应积极手术治疗;有亚急性细菌性心内膜炎者,应彻底治疗;有心律失常者,努力纠正;骨折患者,减少活动,稳定骨折部位。急性期过后,针对血栓栓塞容易复发,可长期使用小剂量的阿司匹林、双香豆素类药物或噻氯匹定;也可经常检查心脏超声,监测血栓大小,以调整抗血小板药物或抗凝药物。

(五)预后

脑栓塞的病死率约为20%,主要是由于大块梗死和出血性梗死引起大片脑水肿、高颅压而致死;或脑干梗死直接致死;也可因合并严重心功能不全、肺部感染、多部位栓塞等导致死亡。多数患者有不同程度的神经功能障碍。有20%的患者可再次复发。有研究者报道,通过介入的办法在心耳置入保护器(过滤器)可以减少心源性栓塞的发生。

三、脑分水岭梗死

脑分水岭梗死(cerebral watershed infarction,CWI)是指脑内相邻血管供血区之间分水岭区或边缘带的局部缺血,又称边缘带梗死。一般认为,CWI多由于血流动力学障碍所致。典型者发生于颈内动脉严重狭窄或闭塞伴全身血压降低时,也可由心源性或动脉源性栓塞引起。约占脑梗死的10%。临床常呈卒中样发病,多无意识障碍,症状较轻,恢复较快。根据梗死部位的不同,重要的分水岭区包括:①大脑前动脉和大脑中动脉皮质支的边缘区,梗死位于大脑凸面旁矢状带,称为前分水岭区梗死。②大脑中动脉和大脑后动脉皮质支的边缘区,梗死位于侧脑室体后端的扇形区,称为后上分水岭梗死。③大脑前、中、后动脉共同供血的顶、颞、枕叶三角区,梗死位于侧脑室三角部外缘,称为后下分水岭梗死。④大脑中动脉皮质支与深穿支交界的弯曲地带,称为皮质下分水岭脑梗死。⑤大脑主要动脉末端的边缘区,称为幕下性分水岭梗死。这种分型准确地表达了CWI在脑部的空间位置。

(一)临床表现

脑分水岭梗死临床表现较复杂,因其梗死部位不同而各异,最终确诊仍需要影像学证实。

根据临床和CT表现,各型临床特征如下。

1.皮质前型

该病变主要位于大脑前、中动脉交界处,相当于额中回前部,相当于Brodmann 8、9、10、45、46区,向上、向后累及4区上部。主要表现为以上肢为主的中枢性肢体瘫痪,舌面瘫少见,半数伴有感觉异常。病变在优势半球者伴皮质运动性失语。可有情感障碍、强握反射和局灶性癫痫,双侧病变出现四肢瘫、智能减退。

2.皮质后型

病变位于大脑中、后动脉交界处,即顶枕颞交界区。此部位梗死常表现为偏盲，多以下象限盲为主，伴黄斑回避现象。此外，常见皮质性感觉障碍，偏瘫较轻或无，约1/2的患者有情感淡漠，可有记忆力减退和Gerstmann综合征（角回受损），优势半球受累表现为皮质型感觉性失语，偶见失用症，非主侧偶见体象障碍。

3.皮质下型

病变位于大脑中动脉皮质支与穿通支的分水岭区。梗死位于侧脑室旁及基底节区的白质，基底节区的纤维走行较集中，此处梗死常出现偏瘫和偏身感觉障碍。

除皮质前型有对侧轻瘫，或有类帕金森综合征外，其余各型之间在临床症状及体征上无明显特征性，诊断需要依靠影像学检查。

脑分水岭梗死以老年人多见，其特点为呈多灶型者多，常见单侧多灶或双侧梗死。合并其他缺血病变者多，如腔隙性梗死、皮质或深部梗死、皮质下动脉硬化性脑病等，合并痴呆多见，复发性脑血管病多见，发病时血压偏低者多见。

（二）辅助检查

1.CT扫描

脑分水岭梗死的CT征象与一般脑梗死相同，位于大脑主要动脉的边缘交界区，呈楔形，宽边向外、尖角向内的低密度灶。

2.MRI检查

对病灶显示较CT清晰，新一代MRI可显示血管及血液流动情况，可部分代替脑血管造影。病灶区呈长 T_1 与长 T_2。

（三）诊断

诊断主要依靠临床表现及影像学检查。头颅CT或MRI可发现典型的梗死病灶。

（四）治疗

（1）病因治疗：处理可能引起脑血栓形成的病因，积极治疗颈动脉疾病和心脏疾病，注意医源性低血压的纠正，注意水与电解质紊乱的调整等。

（2）CWI的治疗与脑血栓形成相同：可应用扩血管、改善脑微循环、抗血小板凝聚的药物和钙通道阻滞药。对于严重颈动脉狭窄、闭塞的患者可考虑做颈动脉内膜切除术或颈动脉成形术。

（3）注意防止医源性的脑分水岭梗死，如过度的降压治疗、脱水治疗等。尤其是脑卒中的患者，急性期血压的管理特别重要。现在有很多脑卒中以后血压管理的指南。尽管这些指南各异，但是基本的观点是相同的，主要的内容有：①脑卒中后血压的增高常常是一种脑血管供血调节性的，是一种保护性的调节，不可盲目地进行干预。②除非收缩压＞29.3kPa（220mmHg），或舒张压＞16kPa（120mmHg），或者患者的平均动脉压＞17.3kPa(130mmHg)，才考虑降压治疗，降压治疗通常不选用长效的、快速的降压制剂。③降压治疗过程中要密切观察患者神经系统的症状及体征变化。

四、腔隙性脑梗死

腔隙性脑梗死占所有脑卒中病例的15%～20%，是指发生在大脑半球深部白质及脑干的缺血性微梗死，多因动脉的深穿支闭塞致脑组织缺血、坏死、液化并由吞噬细胞移走而形成腔隙，其形状与大小不等，直径多在0.05～1.5cm。腔隙主要位于基底节，特别是壳核、丘脑、内囊及脑桥，偶尔也可位于脑回的白质。病灶极少见于脑表面灰质、胼胝体、视辐射、大脑半球的半卵圆中心、延髓、小脑及脊髓。大多数腔隙性脑梗死发生在大脑前动脉、大脑中动脉的豆纹动脉分支、大脑后动脉的丘脑穿通动脉及基底动脉的旁正中分支的支配区。腔隙性脑梗死是最常见的一种高血压性脑血管病变。病变血管可见透明变性、玻璃样脂肪变、玻璃样小动脉坏死、血管壁坏死和小动脉硬化。

(一)临床表现

本病起病突然，也可渐进性亚急性起病，出现偏身感觉或运动障碍等局限性症状，多数无意识障碍，症状在12h～3d发展至高峰，少数临床无局灶体征或仅表现有头痛、头晕、呃逆、不自主运动或心情不稳定。1/5～1/3的患者发病前有TIA表现，说明本病与TIA有一定关系，临床表现呈多种多样，但总的来说，相对的单一性和不累及大脑的高级功能例如语言、行为，非优势半球控制的动作、记忆和视觉。症状轻而局限，预后也佳。

1.腔隙综合征

腔隙性脑梗死的临床表现取决于腔隙的独特位置，Fisher等将它分为21种综合征。①纯运动性轻偏瘫(PMH)。②纯感觉脑卒中或TIA。③共济失调性轻偏瘫。④构音障碍手笨拙综合征。⑤伴运动性失语的PMH。⑥无面瘫型PMH。⑦中脑丘脑综合征。⑧丘脑性痴呆。⑨伴水平凝视麻痹的PMH。⑩伴动眼神经瘫的交叉PMH。⑪伴外展神经麻痹的PMH。⑫伴精神紊乱的PMH。⑬伴动眼神经麻痹的交叉小脑共济失调。⑭感觉运动性脑卒中。⑮半身投掷症。⑯基底动脉下部分支综合征。⑰延髓外侧综合征。⑱脑桥外侧综合征。⑲记忆丧失综合征。⑳闭锁综合征(双侧PMH)。㉑其他，包括下肢无力易于跌倒、纯构音障碍、急性丘脑肌张力障碍。临床上以①～⑤及⑭较多，约占腔隙性梗死的80%。

(1)纯运动性轻偏瘫(PMH)：病变损伤皮质脊髓束脑中任何一处，即病灶可位于放射冠、内囊、脑桥或延髓。本型最常见，约占61%。其主要表现为轻偏瘫，对侧面、上下肢同等程度的轻偏瘫，有的则表现为睑、臂无力，有的仅有小腿乏力。可有主观感觉异常，但无客观感觉障碍。

(2)纯感觉脑卒中或TIA：病变多位于丘脑腹后外侧核，感觉障碍严格按正中线分开两半。主要表现是仅有偏身感觉障碍，如对侧面部及肢体有麻木、发热、烧灼、针刺与沉重等感觉，检查时多为主观感觉体验，极少客观感觉缺失，无运动障碍、偏盲或失语等症状。一般可于数周内恢复，但有些症状可持续存在。

(3)共济失调性轻偏瘫：病变在脑桥基底部上、中1/3交界处与内囊。主要表现为对侧肢体共济失调与偏轻瘫，下肢重于上肢。

(4)构音障碍手笨拙综合征：脑桥基底部上、中1/3交界处与内囊膝部病灶均可引起本征。表现为严重的构音障碍，可伴吞咽困难、对侧偏身共济失调，上肢重于下肢，无力与笨拙，可伴中枢性面瘫、舌瘫与锥体束征。

(5)伴运动性失语的PMH：是豆纹动脉血栓形成引起的。病灶位于内囊膝部和前肢及邻近的放射冠白质。表现为对侧轻偏瘫伴运动性失语。

(6)感觉运动性卒中：病变在丘脑腹后外侧核与内囊后肢。主要临床表现对侧肢体感觉障碍及轻偏瘫，无意识障碍、记忆力障碍、失语、失用及失认。除以上所述之外，近年来有学者发现11%～70%属于无症状脑梗死，因病灶位于脑部的“静区”或病灶极小，因而症状不明显。CT或MRI发现多是腔隙性梗死。MRI扫描：MRI对腔隙性梗死检出率优于CT，特别是早期，脑干、小脑部位的腔隙，早期CT显示不清的病灶MRI可分辨出长T_1与T_2的腔隙灶，T_2加权像尤为敏感。

2.腔隙状态

多发性腔隙性脑梗死可广泛损害中枢神经，累及双侧锥体束，出现严重的精神障碍、痴呆、假性球麻痹、双侧锥体束征、类帕金森综合征和大小便失禁等，病情呈阶梯状恶化，最终表现如下结果：

(1)多发梗死性痴呆。

(2)假性球麻痹。

(3)不自主舞蹈样动作。

(4)步态异常。

(5)腔隙预警综合征，即多次反复发作的TIA是发生腔隙性梗死的预警。

(二)辅助检查

1.CT扫描

CT诊断阳性率介于49%～92%。CT扫描诊断腔隙灶的最佳时期是在发病后的1～2周内。CT扫描腔隙灶多为低密度，边界清晰，形态为圆形、椭圆形或楔形，直径平均3～13mm。由于体积小，脑干部位不易检出。脑卒中后首次CT扫描的阳性率为39%，复查CT有助于提高阳性率。绝大多数病灶位于内囊后肢和放射冠区。纯运动、感觉运动综合征病灶大于共济失调轻偏瘫、构音障碍手笨拙综合征及纯感觉性腔隙性梗死。对于纯运动性脑卒中，病灶在内囊的越低下部分则瘫痪越重，与病灶大小无关。增强CT对提高阳性率似乎作用不大。

2.MRI扫描

对新、旧梗死的鉴别有意义。增强后能提高阳性率。MRI对腔隙性梗死检出率优于CT，特别是早期，脑干、小脑部位的腔隙灶，早期CT显示不清的病灶MRI可分辨出长 T_1 与 T_2 的腔隙灶，T_2 加权像尤为敏感。

3.血管造影

因为引起腔隙性脑梗死的血管分支口径极小，普通造影意义不大，有可能检出一些血管畸形或动脉瘤。

4.EEG

腔隙性脑梗死对大脑功能的影响小，故EEG异常的发生率低，资料表明CT阳性的患者EEG无明显异常，对诊断或判断预后无价值。

5.诱发电位

取决于梗死的部位，一般情况下只有CT显示梗死灶较大伴有运动障碍时才可能有异常。

6.血液流变学

多为高凝状态。

（三）治疗

约20%的腔隙性脑梗死患者发病前出现短暂性脑缺血发作，30%起病后病情缓慢进展。对于小的深部梗死的坏死组织无特殊治疗。主要还应从病因及危险因素着手。动脉粥样硬化是最主要的病因。目前治疗的方向为纠正脑血管病的危险因素，如高血压、糖尿病和吸烟。抗血小板药如阿司匹林、噻氯匹定可以应用，但尚未证实有效，抗凝治疗也未被证实有效。颅外颈动脉狭窄只能被认为是无症状性的病因，除非它是唯一病因。

高血压的处理同其他类型的脑梗死，在急性期的头几天，收缩压＞25.3kPa(190mmHg)，舒张压＞14.6kPa(110mmHg)才需要处理，急性期过后血压须很好控制。心脏疾病(缺血性心脏病、心房颤动、瓣膜病)和糖尿病作为危险因素必须得到诊断和治疗。当动脉炎是腔隙性脑梗死病因时，不同的动脉炎分别用青霉素、吡喹酮、抗结核药、糖皮质激素治疗。不同症状的腔隙性脑梗死有其特殊的治疗方法，有运动损害的患者，用低分子肝素预防深静脉血栓是其原则。运动康复越早越好。感觉性脑卒中出现痛觉过敏时，可用阿米替林、卡马西平、氯硝西泮治疗。有偏侧舞蹈征或肌张力不全时予氟哌啶醇 1～5mg，每天 3 次，可以减轻症状，但不是都有效。总之，重在预防。

（四）预后

该病预后良好，病死率及致残率较低，但易复发。

五、无症状脑梗死

无症状脑梗死是脑梗死的一种特殊类型，一般认为高龄患者既往无脑卒中病史，临床上无自觉症状，无神经系统局灶体征，通过 CT、MRI 检查发现了梗死灶，称为无症状脑梗死。

（一）发生率

无症状脑梗死的发生率与检测设置种类及敏感度明显相关，确切发生率不详，文献报道在 11%～70%，公认的发生率为 10%～21%。

（二）病因和发病机制

无症状脑梗死确有脑血管病发病的危险因素如高血压、糖尿病、高脂血症、心房颤动、TIA、颈动脉狭窄、吸烟等。可以说大部分无症状脑梗死可找到卒中的危险因素。无症状脑梗死的发病机制与动脉硬化性脑梗死相同。之所以无症状，是因为梗死灶位于脑的静区或非优势半球，梗死造成的损伤缓慢发展，而产生了侧支循环代偿机制。此外，症状可能在患者睡眠时发生，而在患者清醒后又缓解或梗死灶小，为腔隙性梗死。

（三）辅助检查

CT 发现率为 10%～38%，MRI 发现率可高达 47%。无症状脑梗死首次 CT 或 MRI 检查发现有腔隙性梗死或脑室周围白质病变。主要病变部位在皮质下，而且在基底节附近，一般范围较小，在 0.5～1.5cm，大多数（80%）无症状脑梗死是单个病灶。

电生理方面揭示了无症状脑梗死患者事件相关电位 P_{300} 潜伏期延长。

（四）鉴别诊断

1.血管周围腔隙与无症状脑梗死在 MRI 上的鉴别

（1）大小：前者一般直径在 1mm 左右，≤3mm。

(2)形态:前者为圆形或者线形,后者多为条状、片状或不规则形。

(3)小灶性脑梗死在 T_1 加权像为低信号;T_2 加权像为高信号,而血管周围腔隙在 T_1 加权像常无变化,T_2 加权像为高信号。

(4)部位:血管周围腔隙多分布于大脑凸面及侧脑室后角周围,小灶性脑梗死以基底节、丘脑、半卵圆为中心等。

2.多发性硬化

多发生于中壮年,病程中缓解与复发交替进行,CT 扫描在脑的白质、视神经、脑干、小脑及脑室周围可见多处低密度斑,除急性期外,增强时无强化。而无症状梗死多见于老年人,有高血压病史,CT 发现脑血管的深穿支分布区的小梗死,增强时有强化反应。

(五)防治

无症状脑梗死是有症状脑卒中的先兆,需要引起重视,治疗的重点是预防。

1.针对危险因素进行干预

(1)高血压患者,积极控制血压,治疗动脉硬化。

(2)常规进行心脏方面的检查并予以纠正。

(3)积极治疗糖尿病。

(4)尽量戒酒烟。

(5)高黏滞血症者,应定期输入右旋糖酐 - 40。

2.药物预防

阿司匹林 50mg 每晚服用。如合并溃疡病,则可服用噻氯匹定每天 250mg。

六、出血性脑梗死

在脑梗死特别是脑栓塞引起的缺血区内常伴有自发性出血性改变(HT),表现为出血性梗死(HI)或脑实质内血肿(PH),PH 进一步又可分为梗死区内的 PH 和远离梗死区的 PH。临床上 CT 检出 HI 的频率为 7.5%～43%,MRI 的检出率为 69%。尸检中证实的为 71%,多为脑栓塞,尤其是心源性栓塞。近年来,由于抗凝与溶栓治疗的广泛应用,HI 引起了临床上的重视。

出血性梗死与缺血性梗死相比,在坏死组织中可发现许多红细胞。在一些病例中,红细胞浓度足够高,以至于在 CT 或 MRI 扫描上出现与出血相一致的高密度表现。同时,尸检标本显示出血灶的范围从散布于梗死中的淤斑到几乎与血肿有相同表现的由许多淤斑融合成片的大的病灶。出血性梗死发生的时间变化很大,早至动脉闭塞后几小时,迟至 2 周或更晚。

出血性梗死长期以来被认为是由于闭塞缓解后梗死血管床再灌注所致。例如可能发生于栓子破碎或向远处移行后或在已经形成的大面积梗死的背景下闭塞大血管早期再通所致。这可能是动脉血进入毛细血管重新形成的血压导致红细胞从缺氧的血管壁渗出。再灌注越强烈,毛细血管壁损伤越严重,出血性梗死融合得越多。假设缺血性梗死反映了可恢复的未闭腔隙,那么它可能是栓塞性闭塞后自发性或机化导致的结果,而血栓形成造成的闭塞很难缓解。在心源性栓塞导致的梗死中有很小的出血发生率支持这个假说。

最近,这个关于出血性梗死的解释受到第三代 CT 和 MRI 扫描所见的挑战。这些研究发现出血性梗死常常在位于动脉床处的持续梗死的远端发展,这些动脉床只暴露于逆行的侧支循环处。出血性病灶的严重程度由于所观察到的大动脉再通造成的血肿扩展的大小而不同。在那些以前的病例,淤斑及散在性的出血性梗死的发生可能与动脉血压的急剧上升和梗死的突发程度、严重程度及大小有关。推测血肿最初可能围绕在大的梗死周围并压迫软膜血管,当血肿消退时,逆流的血液通过软膜的侧支循环再灌注并导致淤斑性出血性梗死。

(一)临床表现

1.根据发生时间将 HI 分为两型

(1)早发型:HI 在缺血性脑卒中 3d 内发生。缺血性脑卒中后早期发生 HI 常与栓子迁移有关,早发型 HI 常有临床症状突然加重而持续不缓解,甚至出现意识障碍、瞳孔改变。多为重型。CT 显示以血肿型多,预后差,病死率高。

(2)晚发型:HI 多在缺血性脑卒中 8d 后发生,此型发病常与梗死区侧支循环的建立有关,晚发型的 HI 临床症状加重不明显,甚至好转。多为轻中型。预后好,CT 显示多为非血肿型。在临床上易被忽视漏诊。

2.根据临床症状演变将 HI 分为三型

(1)轻型:HI 发病时间晚,多在脑卒中 1 周后发生,甚至在神经症状好转时发生,发病后原有症状、体征不加重,预后好。

(2)中型:HI 发病时间多在脑卒中 4～7d,发病后原有的神经症状、体征不缓解或加重,表现为头痛、肢瘫加重,但无瞳孔改变及意识障碍,预后较好。

(3)重型:HI 发病多在脑卒中 3d 内,表现原有神经症状、体征突然加重,有瞳孔改变及意识障碍,预后差。

脑梗死的患者在病情稳定或好转中,突然出现新的症状和体征,要考虑到有 HI 的可能。HI 有诊断价值的临床表现有头痛、呕吐、意识障碍、脑膜刺激征、偏瘫、失语、瞳孔改变、眼底视盘水肿等。有条件者尽快做 CT 扫描以确诊。

（二）辅助检查

1.腰椎穿刺及脑脊液检查

脑脊液压力常增高，镜检可查到红细胞，蛋白含量也升高。

2.脑血管造影检查

可发现原闭塞血管重新开通及造影剂外渗现象。

3.头颅CT扫描

（1）平扫：在原有低密度梗死灶内出现点状、斑片状、环状、条索状混杂密度影或团块状的高密度影。出血量大时，在低密度区内有高密度血肿图像，且常有占位效应，病灶周围呈明显水肿。若无出血前的CT对比，有时很难与原发性脑出血鉴别。HI的急性期及亚急性期CT呈高密度影，慢性期则呈等密度或低密度影，且可被增强CT扫描发现。因脑梗死患者临床上多不行强化CT扫描，故易被漏诊。

（2）增强扫描：在低密度区内有脑回状或斑片状或团块状强化影。有学者统计，86%的继发性出血有强化反应。

4.MRI检查

（1）急性期：T_1 加权像为高信号与正常信号相间；T_2 加权像为轻微低信号改变。

（2）亚急性期：T_1 及 T_2 加权像均为高信号改变。

（3）慢性期：T_2 加权像为低信号改变。

（三）诊断

（1）具有典型的临床特点：①有脑梗死，特别是心源性、大面积脑梗死的可靠依据。②神经功能障碍一般较重，或呈进行性加重；或在病情稳定、好转后突然恶化。③在应用抗凝药、溶栓药或进行扩容、扩血管治疗期间，出现症状严重恶化及神经功能障碍加重。

（2）腰椎穿刺及脑脊液检测，有颅内压升高；脑脊液中有红细胞。

（3）影像学检查提示为典型的出血性梗死图像。

（4）排除了原发性脑出血、脑瘤性出血及其他颅内出血性疾病。

诊断主要依靠临床表现和影像学检查。HI多发生在梗死后1～2周，如患者症状明显加重，出现意识障碍、颅内高压症状等，尤其是在溶栓、抗凝治疗后加重者，应及时复查CT，避免延误诊治。

（四）治疗和预后

发生HI后应按脑出血的治疗原则进行治疗，停止溶栓、抗凝、扩容等治疗，给予脱水、降颅压治疗。对于HI则应视具体病情做不同处理。本病不良预后与梗死面积、脑实质内出血面积有关。不同类型的HI有着不同的临床预后，HI一般对预后无影响，而大面积脑梗死、颅内大血肿、出现脑疝形成征象、高血糖等与预后不良有关。

七、大面积脑梗死

尚无明确定义，有称梗死灶直径＞4.0cm，或梗死灶波及两个脑叶以上者，也有称梗死范围大于同侧大脑半球1/2或2/3的面积者。CT或MRI检查显示梗死灶以大脑中动脉供血区为多见，其他还有MCA（大脑中动脉）＋ACA（大脑前动脉），MCA＋PCA（大脑后动脉）等。大面积脑梗死是脑梗死中较严重的一类，由于脑梗死的面积大，往往引起脑水肿、颅内高压，患者出现意识障碍，病情凶险，与脑出血难以区别。此病约占脑梗死的10％。

（一）诊断及鉴别诊断

依靠临床表现及影像学检查。头颅CT或MRI检查能早期明确诊断。CT扫描可提供某些大梗死的早期征象：脑实质密度减低、脑回消失、脑沟模糊、脑室受压，MRI较CT优越，常规MRI最早可在发病后5～6h显示异常改变，弥散加权MRI（DWI）在起病后1～2h即可显示出缺血病灶。因其病情严重，易误诊为脑出血，必要时应及时复查头颅CT或MRI。

（二）治疗

1.积极控制脑水肿，降低颅内压

大面积脑梗死后最重要的病理机制是不同程度的脑水肿，早期死亡的原因主要是继发于脑水肿的脑疝形成。发病12h CT有ICA（颈内动脉）远端或MCA近端闭塞所致大片脑梗死征象时，24～72h将发生严重半球水肿，最早在发病后20h即可出现脑疝，故大面积脑梗死时应积极控制脑水肿，降低颅内压。除常规应用脱水降颅压药物以外，如果以提高存活率为治疗目的，应早期考虑外科手术减压，尤其对身体健康的年轻患者。关于手术的最佳时机，还未形成一致意见。以往的减压手术多是在那些被认为不进行手术治疗可能近期将会死亡的患者中进行，现在认为对于药物难以控制的颅内高压者应立即手术，尤其是对50岁以下的患者。早期的减压手术对控制梗死灶的扩大、防止继发性脑疝、争取较好的预后至关重要。老年患者由于存在脑萎缩，增加了对脑梗死后脑水肿的代偿，临床上脑疝症状不明显或中线移位不明显时，也可先给予药物降颅压。

2.溶栓与抗凝

Bollaert应用尿激酶早期局部动脉内溶栓治疗严重大脑中动脉卒中显示有积

极的治疗效果，如能部分或完全再通或出现侧支循环则梗死面积明显缩小，预后较好，未再通或无侧支循环者均出现大块梗死灶，预后较差。但CT扫描呈现大面积脑梗死的早期征象时则不宜进行溶栓治疗。有报道认为，尼莫地平和肝素联合治疗大面积脑梗死具有良好的协同作用，较单用尼莫地平有更加显著的临床效果。

3.防治并发症

大面积脑梗死急性期并发症多，对神经功能缺损和预后会产生不利影响。因此，早期发现和处理并发症是急性期处理的重要环节。主要并发症有以下几种。

(1)癫痫：大面积脑梗死后易发生癫痫，其中，脑栓塞比脑血栓形成癫痫发生率高。发作类型以单纯部分性发作居多，其次为全身性强直-阵挛发作、强直性发作、癫痫持续状态等。对此类患者应尽可能及早控制癫痫发作，对首次发作者应给予抗癫痫治疗1个月，频繁抽搐或抽搐时间较长者应按癫痫长期用药。但无论是否接受抗癫痫治疗，仍有可能出现迟发性癫痫发作，故有学者提出对首次发作者暂不予抗癫痫治疗，如发作频繁或呈持续状态才给予抗癫痫治疗。

(2)心脏并发症：可以引起心肌缺血、心律失常、心力衰竭等。心律失常有心房颤动、心动过速或过缓、Q-T间期延长等，常为一过性，随着颅内病变的好转和经过抗心律失常治疗后可在短期内消失。

(3)肺部感染：是常见的并发症之一。大面积脑梗死后由于昏迷、卧床、误吸、全身抵抗力低下等综合原因，易并发肺部感染。呼吸道管理是预防肺部感染的关键，如发生感染宜早期、联合、大剂量应用抗生素，根据痰培养调整抗生素种类。

(4)上消化道出血：是脑卒中严重并发症之一。呕血、黑便是上消化道出血的重要征象，应尽早进行大便潜血试验或抽取胃液做潜血试验以早期诊断和处理。急性期可给予预防性用药，一旦发生出血应积极予H_2受体拮抗药、止血药、输血治疗等。

大面积脑梗死后颅内出血转化多见，尤其是心源性栓塞者，溶栓和抗凝治疗增加继发出血的危险性，出血多发生于脑梗死后1～2周内，常使临床症状加重，脑CT检查是最常用和可靠的检查手段，病情恶化时应及时复查。治疗上按脑出血处理。

第四节 脑栓塞

脑栓塞是指经血液循环流入的栓子引起脑动脉阻塞，临床出现急性脑功能障碍。其主要病理改变为脑梗死，本病又称栓塞性脑梗死。

一、病因、病理和发病机制

根据栓子的来源可分为3类。

(一)心源性脑栓塞

此型脑栓塞最多见,占60%～80%。风湿性心脏病二尖瓣狭窄或伴心房颤动、细菌性心内膜炎、心肌梗死、心肌病、二尖瓣脱垂、心脏手术等常引起附壁血栓形成(或赘生物),栓子脱落常引起脑栓塞。

(二)非心源性脑栓塞

主动脉弓及其大血管的粥样硬化斑块、动脉炎、动脉瘤、动脉创伤常伴发血栓形成,也是栓子的重要来源。此外,败血症脓栓、长骨骨折的脂肪栓子、癌细胞集团、寄生虫卵、异物栓子,胸腹手术、人工气胸、气腹等,也常引起脑栓塞。

(三)来源不明性脑栓塞

有的脑栓塞栓子来源不明。栓子易进入颈内动脉系,当其不能通过血管时,则阻塞血流或诱发脑动脉痉挛,或继发血栓形成,加重局部缺血,甚至坏死。临床转归取决于病变范围和侧支循环建立的情况,有以下影响因素:①栓子碎裂、溶解而移向远端,原栓塞区血供恢复,脑动脉痉挛缓解,栓塞区范围缩小,症状减轻。②栓子无变化,但侧支循环建立较充分,供血得到不同程度恢复,症状减轻。③较大动脉或多支动脉被栓塞,脑缺血范围较广泛,侧支循环难以迅速建立,引起大块多灶性栓塞,或继发出血和脑水肿,病情多较严重。

二、临床表现

不同部位栓塞症状不一,一般可归纳为以下临床特征。

(1)起病急骤:各类脑血管疾病中,本病发展最为迅速。常在无任何前驱症状时,在数秒钟之内发病,多数症状迅速达顶峰(稳定型脑卒中),偶有呈阶段性递进(进展型脑卒中)。

(2)年龄、性别视病因而异,风湿性心脏病、亚急性心内膜炎症所致者以年轻女性多见,由心肌梗死和动脉粥样硬化性心脏病所致者以中老年人多见。

(3)局灶症状:常有突然偏瘫、失语、偏盲、局限性癫痫发作或偏身感觉障碍等定位症状与体征,轻症者多于数日或数周后逐渐缓解。

(4)全脑症状:一般意识清楚或仅有短暂性的意识障碍。多无颅内高压症。少数大块栓塞或多灶广泛栓塞时,可出现昏迷、颅内高压症、高热,甚至脑疝形成。

(5)伴随症状:可能同时伴有皮肤、黏膜、肢体动脉、内脏栓塞症状。

三、辅助检查

1.血液化验检查

通过血液化验了解有无感染、高脂血症、高血糖等。

2.脑脊液检查

脑栓塞早期脑脊液可完全正常，也可压力增高。出血性梗死可出现红细胞增多，蛋白质增高。

3.心电图检查

心电图检查可了解有无心肌梗死、心肌缺血、心律失常等改变，为常规检查项目。

4.脑电图检查

脑电图检查可出现病灶侧局灶性慢波。

5.X线检查

X线检查可了解心脏情况及肺部的感染、癌肿等。

6.超声心动图检查

超声心动图检查有助于了解是否有二尖瓣脱垂、二尖瓣狭窄等。

7.CT扫描

发病24～48h后CT扫描可见脑内低密度梗死区，如为出血性梗死，按血管分布出现低密度缺血区内高密度出血灶，常有助于明确诊断。

8.脑血管造影

怀疑有主动脉弓及颈部血管病变时，可做脑血管造影。可确诊栓塞部位，但阴性者不能排除脑栓塞，特别在发病2～3周后，栓子溶解或碎裂，脑血管造影可以正常。

9.其他

为明确病因诊断，还可做尿液、痰液、骨髓等方面的检查。

四、诊断

(1)多为急骤起病。

(2)一般意识清楚或有短暂性意识障碍。

(3)多数无任何前驱症状。

(4)有颈动脉系和椎-基底动脉系的症状和体征。

(5)腰椎穿刺脑脊液一般不含血液，若有红细胞可考虑出血性梗死。

(6)栓子的来源可为心源性、非心源性或原因不明性,也可同时伴有其他器官、皮肤、黏膜的栓塞症状。

(7)CT扫描按血管分布常能发现梗死及低密度或低密度区内夹有高密度阴影。

五、治疗

脑栓塞的治疗主要是减少脑缺氧,改善脑循环。应包括脑梗死治疗和原发栓子疾病治疗两个方面。一般治疗原则与脑血栓形成大致相同,但有个体差异,需酌情采用有关疗法,力争达到合理化治疗。

(1)病程急性期,可给予血液稀释疗法,同时用脱水药处理脑水肿,但必须注意患者的心功能状态,有心力衰竭及严重心肌梗死者慎用。

(2)抗凝治疗及血小板抑制药治疗,可以预防新的心源性和动脉性栓子的形成,但出血性梗死及感染性梗死、亚急性细菌性心内膜炎、有出血倾向的患者禁用。

(3)对感染性栓塞的患者必须给予强有力的抗生素治疗,要治疗足够疗程,以控制感染,防止感染扩散。

(4)病因治疗:病因明确时,针对病因治疗。对亚急性心内膜炎患者应予有效的抗感染治疗,减压并进高压氧舱治疗等。病因未明者,应尽早查明病因,并及时治疗。

(5)并发症的处理:如患者抽搐发作,应予苯妥英钠0.1g,每天3次,并按抗癫痫治疗原则处理,其他并发症出现后应及时处理。

第五节 脑出血

脑出血(ICH)是指原发性非外伤性脑实质和脑室内出血。占全部脑卒中的20%~30%。根据受损破裂的血管可分为动脉、静脉及毛细血管出血,但以深部穿通支小动脉出血最多见。常见者为高血压伴发的脑小动脉病变在血压骤升时破裂所致,称为高血压脑出血。

一、临床表现

(一)脑出血共有的临床表现

(1)高血压脑出血多见于50~70岁的高血压患者,男性略多见,冬春季发病较多。多有高血压病史。

(2)多在动态下发病,如情绪激动、过度兴奋、排便用力过猛时等。

(3)发病多突然急骤,一般无明显的前驱症状表现。患者病情常在数分钟或数小时内发展到高峰。

(4)发病时常突然感到头痛剧烈,并伴频繁呕吐,重症者呕吐物呈咖啡色。继而表现为意识模糊不清,很快出现昏迷。

(5)呼吸不规则或呈潮式呼吸,伴有鼾声,面色潮红,脉搏缓慢有力,血压升高,大汗淋漓,大小便失禁,偶见抽搐发作。

(6)若患者昏迷加深、脉搏快、体温升高、血压下降,则表示病情危重,生命危险。

(二)基底节区出血

约占全部脑出血的70%,壳核出血最常见。由于出血常累及内囊,并以内囊损害体征为突出表现,又称为内囊区出血;壳核出血又称为内囊外侧型,丘脑出血又称为内囊内侧型。除具有以上脑出血的一般表现外,患者的头和眼转向病灶侧凝视和偏瘫、偏身感觉障碍及偏盲。病损如在主侧半球可有运动性失语。个别患者可有癫痫发作。“三偏”体征多见于发病早期或轻型患者,如病情严重、意识呈深昏迷状,则无法测得偏盲,仔细检查可能发现偏瘫及偏身感觉障碍。因此,临床一定要结合其他症状与体征,切不可拘泥于“三偏”的表现。

(三)脑桥出血

约占脑出血的10%,多由基底动脉脑桥支破裂所致。出血灶多位于脑桥基底与被盖部之间。大量出血(血肿>5mL)累及双侧被盖和基底部,常破入第四脑室。

(1)若开始于一侧脑桥出血,则表现交叉性瘫痪,即病变侧面瘫和对侧偏瘫。头和双眼同向凝视病变对侧。

(2)脑桥出血常迅速波及到双侧,四肢弛缓性瘫痪(休克期)和双侧面瘫。个别病例有去大脑强直的表现。

(3)因双侧脑桥出血,头和双眼回到正中位置,双侧瞳孔极度缩小,呈针尖状,这是脑桥出血的特征之一,是脑桥内交感神经纤维受损所致。

(4)脑桥出血因阻断丘脑下部的正常体温调节功能,而使体温明显升高,呈持续高热状态,这是脑桥出血的又一特征。

(5)双侧脑桥出血由于破坏或阻断上行网状激活系统,常在数分钟内进入深昏迷。

(6)由于脑干呼吸中枢受到影响,表现为呼吸不规则或呼吸困难。

(7)脑桥出血后,如出现两侧瞳孔散大、对光反射消失、脉搏血压失调、体温不断上升或突然下降、呼吸不规则等为病情危重的表现。

(四)小脑出血

小脑出血的临床表现较复杂,临床症状和体征多种多样,因此,常依其出血部位、出血量、出血速度,以及对邻近脑组织的影响来判断。小脑出血的临床特点包括:①患者多有高血压、动脉硬化病史,部分患者有脑卒中病史。②起病凶猛,首发症状多为眩晕、头痛、呕吐、步态不稳等小脑共济失调的表现,可有垂直性或水平性眼球震颤。③早期患者四肢常无明显的瘫痪,或有的患者仅感到肢体软弱无力,可有一侧或双侧肢体肌张力低下。④双侧瞳孔缩小或不等大,双侧眼球不同轴,角膜反射早期消失,外展神经和面神经麻痹。⑤脑脊液可为血性,脑膜刺激征较明显。⑥多数患者发病初期并无明显的意识障碍,随着病情的加重而出现不同程度的意识障碍,甚至迅速昏迷、瞳孔散大、眼-前庭反射消失、呼吸功能障碍、高热、强直性或痉挛性抽搐。

根据小脑出血的临床表现将其分为3型。

1.暴发型(闪电型或突然死亡型)

此型约占20%,患者暴发起病,呈闪电样经过,常为小脑蚓部出血破入第四脑室,患者以手抓头或颈部,表示头痛严重剧烈,意识随即丧失而昏迷,也常出现双侧脑干受压的表现,如出现四肢瘫、肌张力低下、双侧周围性面瘫、发绀、脉细、呼吸节律失调、瞳孔散大、对光反射消失。由于昏迷深,不易发现其他体征。可于数分钟至数小时内死亡,病程一般不超过24h。

2.恶化型(渐进型或逐渐恶化型或昏迷型)

此型约占60%,是发病最多的一型。常以严重头痛、不易控制的呕吐、眩晕等症状开始,一般不能站立行走,逐渐出现脑干受压三联征:瞳孔明显缩小,时而又呈不等大,对光反射存在;双眼偏向病灶对侧凝视;周期性异常呼吸。更有临床意义的三联征:肢体共济失调;双眼向病灶侧凝视麻痹;周围性面瘫。迅速发生不同程度的意识障碍,直至昏迷。此时患者瞳孔散大、去大脑强直,常在48h或数日内死亡。

3.良性型(缓慢进展型)

此型约占20%,多数为小脑半球中心部少量出血,病情进展缓慢,早期小脑体征表现突出,如头痛、眩晕、呕吐、共济失调、眼震、角膜反射早期消失,如出血停止,血液可逐渐被吸收,遂之完全恢复,或遗留一定程度的后遗症;如继续出血病情发展转化为恶化型。

自从CT和MRI检查技术问世以来该病的死亡率明显下降，尤其是暴发型和恶化型如能及时就诊并做影像学检查经手术治疗常能挽救生命。

（五）脑室出血

一般为脑实质内的出血灶破入脑室，引起继发性脑室出血。由于脑室内脉络丛血管破裂引起原发性脑室出血非常罕见，较常见的是由内囊、基底节出血破入侧脑室或第三脑室。脑干或小脑出血则可破入第四脑室。出血可限于一侧脑室，但以双侧侧脑室及第三、第四脑室即整个脑室系统都充满了血液者多见。脑室出血的临床表现通常是在原发出血的基础上突然昏迷加深，阵发性四肢强直，脑膜刺激征阳性，高热、呕吐，呼吸不规则，或呈潮式呼吸，脉弱且速，眼球固定，四肢瘫，肌张力增高或减低，腱反射亢进或消失，浅反射消失，双侧病理反射阳性，脑脊液为血性。如仅为一侧脑室出血，临床症状缓慢或较轻。

二、辅助检查

（一）腰椎穿刺

如依据临床表现脑出血诊断明确，或疑有小脑出血者，均不宜做腰椎穿刺检查脑脊液，以防因穿刺引发脑疝。如出血性与缺血性疾病鉴别难以明确，应慎重进行腰椎穿刺（此时如有条件最好做CT检查）。多数病例脑压升高2kPa（$200mmH_2O$）以上，并含有数量不等的红细胞和蛋白质。

（二）颅脑CT检查

CT检查可以直接显示脑内血肿的部位、大小、数量、占位征象，以及破入脑室与否，从而为治疗方案制定、疗效观察和预后判断等提供直观的证据。脑出血不同时期的CT表现如下。

1.急性期（血肿形成期）

发病后1周以内。血液溢出血管外形成血肿，其内含有大量的血红蛋白，血红蛋白对X线吸收系数高于脑组织，故CT呈现高密度阴影，CT值达60～80Hu。

2.血肿吸收期

此期从发病第2周到2个月。自第2周血肿周围的血红蛋白逐渐破坏，纤维蛋白溶解，使其周围低密度带逐渐加宽，血肿高密度影像呈向心性缩小，边缘模糊，一般于第4周变为等密度或低密度区。在此期若给予增强CT检查，约有90%的血肿周围可显示环状强化。此环可直接反映原血肿的大小和形状。

3.囊腔形成期

发病2个月后血肿一般完全吸收，周围水肿消失，不再有占位表现，呈低密度囊腔，其边缘清楚。

关于脑出血病因诊断问题：临床上最多见的病因是动脉硬化、高血压，但是应想到除高血压以外的其他一些不太常见引起脑出血的病因。尤其是对50岁以下的青壮年患者，更应仔细地考虑有无其他病因的可能。如脑实质内小型动静脉畸形或先天性动脉瘤破裂；结节性动脉周围炎，病毒、细菌、立克次体等感染引起动脉炎，导致血管壁坏死、破裂；维生素C和B族维生素缺乏、砷中毒、血液病；颅内肿瘤侵犯脑血管或肿瘤内新生血管破裂，抗凝治疗过程中等病因。

三、诊断和鉴别诊断

(一)诊断

典型的脑出血诊断并不困难。一般在50岁以上发病，有高血压、动脉硬化病史，在活动状态时急骤发病，病情迅速进展，早期有头痛、呕吐、意识障碍等颅内压增高症状，短时内即出现严重的神经系统症状如偏瘫、失语及脑膜刺激征等，应考虑为脑出血。

如果腰椎穿刺脑脊液呈血性或经颅脑CT检查即可确诊。当小量脑出血，特别是出血位置未累及运动与感觉传导束时，症状轻微，常需要进行颅脑CT检查方能明确诊断。

(二)鉴别诊断

对于迅速发展为偏瘫的患者，首先要考虑为脑血管疾病。以昏迷、发热为主要症状者应注意与脑部炎症相鉴别；若无发热而有昏迷等神经症状，应与某些内科系统疾病相鉴别。

1.脑出血与其他脑血管疾病的鉴别

(1)脑血栓形成：本病多在血压降低状态如休息过程中发病。症状出现较迅速但有进展性，常在数小时至2d达到高峰。意识多保持清晰。如过去有过短暂性脑缺血发作，本次发作又在同一血管供应区，尤应考虑本病。若临床血管定位诊断可局限在一个血管供应范围之内(如大脑中动脉或小脑后下动脉等)或既往有过心肌梗死、高脂血症者也有助于血栓形成的诊断。本病患者脑脊液检查，肉眼观察大多数为无色透明，少数患者有红细胞$(10\sim100)\times10^6/L$，可能是出血性梗死的结果。脑血管造影可显示血管主干或分支闭塞，脑CT扫描显示受累脑区出现界限清楚的楔形或不规则状的低密度区。

(2)脑栓塞：多见于有风湿性瓣膜病的年轻患者，也可见于有严重全身性动脉粥样硬化的老年人。发病急骤，多无前驱症状即出现偏瘫等神经症状。意识障碍较轻。眼底有时可见栓子，脑脊液正常，脑CT表现和脑血栓形成引起的脑梗死相同。

(3)蛛网膜下腔出血：多见于青壮年，因先天性动脉瘤破裂致病。老年人则先有严重的动脉硬化，受损的动脉多为脑实质外面的中等粗细动脉形成动脉瘤，一旦此瘤破裂可导致本病。起病急骤，常在情绪激动或用力时诱发，表现为头部剧痛、喷射性呕吐及颈项强直。意识障碍一般较轻。多数无局限性体征而以脑膜刺激征为主。由于流出的血液直接进入蛛网膜下腔，故皆可引起血性脑脊液。CT扫描显示蛛网膜下腔，尤其是外侧沟及环池中出现高密度影可以确诊。

(4)急性硬膜外血肿：本病有头部外伤史，多在伤后24～48h内出现进行性偏瘫，常有典型的昏迷-清醒-再昏迷的中间清醒期。仔细观察，患者在第2次昏迷前，往往有头痛、呕吐及烦躁不安等症状。随偏瘫的发展可有颅内压迅速升高现象，甚至出现脑疝。脑CT扫描多在颞部显示周边锐利的梭形致密血肿阴影。脑血管造影在正位片上，可见颅骨内板与大脑皮质间形成一无血管区，并呈月牙状，可确诊。

2.当脑出血患者合并高热时，应注意和下列脑部炎症相鉴别

(1)急性病毒性脑炎：患者先有高热、头痛，以后陷入昏迷。常有抽搐发作。查体可有颈项强直及双侧病理征阳性，腰椎穿刺查脑脊液，多数有白细胞尤其是单核细胞升高。如患者有疱疹性皮肤损害，更应考虑本病的可能。

(2)结核性脑膜炎：少数患者因结核性脑血管内膜炎引起小动脉栓塞或因脑底部蛛网膜炎而导致偏瘫，临床颇似脑出血。但患者多先有发热、头痛，脑脊液中白细胞数增加，氯化物及糖含量降低可助鉴别。

3.当脑出血患者已处于昏迷状态，尤其老年人应与下列疾病相鉴别

(1)糖尿病性昏迷：患者有糖尿病病史，常在饮食不加控制或停止胰岛素注射时发病。临床出现酸中毒表现如恶心、呕吐、呼吸深而速，呼气中有烂苹果味，血糖升高＞33.6mmol/L，尿糖及酮体呈强阳性，因无典型的偏瘫及血性脑脊液可与脑出血鉴别。

(2)低血糖性昏迷：常因应用胰岛素过量或严重饥饿引起。除昏迷外，尚有面色苍白、脉速而弱、瞳孔散大、血压下降、出汗不止及局部或全身抽搐发作，可伴有潮式呼吸(又称陈施呼吸)。血糖在3.4mmol/L以下，又无显著的偏瘫及血性脑脊液，可以排除脑出血。

(3)尿毒症：患者有肾脏病史，昏迷多呈渐进性，皮肤黏膜干燥呈慢性病容及失水状态，可有酸中毒表现。眼底动脉痉挛，可在黄斑区见有棉絮状弥散样白色渗出

物。血压多升高，呼吸有尿素味，血尿素氮(BUN)及肌酐(Cr)明显升高，无显著偏瘫可以鉴别。

(4)肝性脑病：由严重的肝病或因药物中毒引起，可伴黄疸、腹水及肝大，可出现病理反射，但偏瘫症状不明显，可有抽搐，多为全身性。根据血黄疸指数增高、肝功能异常及血氨增高、脑脊液无色透明不难鉴别。

(5)一氧化碳中毒性昏迷：老年患者常出现轻偏瘫，但有明确的一氧化碳接触史，体温升高，皮肤及黏膜呈樱桃红色，检测血中碳氧血红蛋白明显升高可助鉴别。

四、治疗和预后

在急性期，特别是已昏迷的危重患者应采取积极的抢救措施，其中主要是控制脑水肿，调整血压，防止内脏综合征及考虑是否采取手术消除血肿。采取积极合理的治疗，以挽救患者的生命，减少神经功能残疾程度和降低复发率。

(一)稳妥运送

发病后绝对休息，保持安静，避免频繁搬运。在送往医院途中，可轻搬动，头部适当抬高15°，有利于缓解脑水肿及保持呼吸道通畅，并利于口腔和呼吸道分泌物的流出。患者可仰卧在担架上，也可视情况使患者头稍偏向一侧，使呕吐物及分泌物易于流出，途中避免颠簸，并注意观察患者的一般状态，包括呼吸、脉搏、血压及瞳孔等变化，视病情采取应急处理。

(二)控制脑水肿，常为抢救能否成功的主要环节

由于血肿在颅内占一定的空间，其周围脑组织又因受压及缺氧而迅速发生水肿，致颅内压急剧升高，甚至引起脑疝，因此，在治疗上控制脑水肿成为关键。常用的脱水药为甘露醇、呋塞米及皮质激素等。临床上为加强脱水效果，减少药物的不良反应，一般采取上述药物联合应用。常用者为甘露醇＋激素、甘露醇＋呋塞米、甘露醇＋呋塞米＋激素等方式，但用量及用药间隔时间视病情轻重及全身情况，尤其是心脏功能及是否有高血糖等而定。20％甘露醇为高渗脱水药，体内不易代谢且不能进入细胞，其降颅内压作用迅速，一般用量成人为1g/kg体重，每6h静脉快速滴注1次。呋塞米有渗透性利尿作用，可减少循环血容量，对心功能不全者可改善后负荷，用量每次20～40mg，每天静脉注射1次或2次。皮质激素多采用地塞米松，用量15～20mg静脉滴注，每天1次。有糖尿病病史或高血糖反应和严重胃出血患者不宜使用激素。激素除能协助脱水外，还可改善血管通透性，防止受压组织在缺氧下自由基的连锁反应，免使细胞膜受到过氧化损害。在发病最初几天脱水过程中，因颅内压可急速波动上升，密切观察瞳孔变化及昏迷深度非常重要，遇

有脑疝前期表现如一侧瞳孔散大或角膜反射突然消失,或因脑干受压症状明显加剧,可及时静脉滴注1次甘露醇,一般滴后20min左右即可见效,故初期不可拘泥于常规时间用。一般水肿于3～7d内达高峰,多持续2周～1个月方能完全消散,故脱水药的应用要根据病情逐渐减量,再减少用药次数,最后停药。由于高渗葡萄糖注射液静脉注射的降颅内压时间短,反跳现象重,注入高渗糖对缺血的脑组织有害,故目前已不再使用。

(三)调整血压

脑出血后,常发生血压骤升或降低的表现,这是由于直接或间接损害丘脑下部等处所致。此外,低氧血症也可引起脑血管自动调节障碍,导致脑血流减少,使症状加重。临床上观察血压,常采用平均动脉压,即收缩压加舒张压之和的半数(或舒张压加1/3脉压)来计算。正常人平均动脉压的上限是26.9kPa(200mmHg),下限为8.00kPa(60mmHg),只要在这个范围内波动,脑血管的自动调节功能正常,脑血流量基本稳定。如果平均动脉压降到6.67kPa(50mmHg),脑血流就降至正常时的60%,出现脑缺血缺氧的症状。对高血压患者来讲,如果平均动脉压降到平常的30%,就会引起脑血流的减少;如血压太高,上限虽可上移,但同样破坏自动调节,引起血管收缩,出现缺血现象。发病后血压过高或过低,均提示预后不良,故调整血压甚为重要。一般可将发病后的血压控制在发病前血压数值略高一些的水平。如原有高血压,发病后血压又上升至更高水平者,所降低的数值可按上升数值的30%左右控制。常用的降压药物如利血平0.5～1mg肌内注射或25%硫酸镁10～20mg,肌内注射。注意不应使血压降得过快和过低。血压过低者可适量用阿拉明或多巴胺静脉滴注,使之缓慢回升。

(四)肾上腺皮质激素的应用

脑出血患者应用激素治疗,除前述有改善脑水肿作用外,还可增加脑脊液的吸收,减少脑脊液的生成,对细胞内溶酶体有稳定作用。能抑制抗利尿激素的分泌,促进利尿作用,具有抗脂质过氧化反应,而减少自由基的生成。此外,尚有改善细胞内外离子通透性的作用,故临床上激素已普遍用于治疗脑出血。但也有学者认为,激素不利于破裂血管的修复,可诱发感染,加重消化道出血及引起血糖升高,而这些因素均可促使病情加重或延误恢复时间。故激素应用与否,应视患者具体情况而定。如无显著消化道出血、高血糖及血压过高,可在急性期及早应用。常用的激素有地塞米松10～20mg静脉滴注,每天1次;或氢化可的松100～200mg静脉滴注,每天1次。一般应用2周左右,视病情好转程度而逐渐减量和停药。

（五）关于止血药的应用

脑出血是由于血管破裂所致，凝血机制并无障碍，且多种止血药可以诱发心肌梗死，甚至弥漫性血管内凝血。实验研究发现，高血压脑出血患者凝血、抗凝及纤溶系统的变化与脑梗死患者无差异，均呈高凝状态。另外，高血压脑出血血管破裂出血一般在 4～6h 内停止，几乎没有超过 24h 者。还有研究发现，应用止血药者，血肿吸收比不用者慢。因此，目前多数学者不建议使用止血药。

（六）急性脑出血致内脏综合征的处理

急性脑出血致内脏综合征包括脑心综合征、急性消化道出血、中枢性呼吸异常、中枢性肺水肿及中枢性呃逆等。这些综合征的出现，常常直接影响预后，严重者导致患者死亡。综合征的发生原因，主要是脑干或丘脑下部发生原发性或继发性损害。脑出血后急性脑水肿使颅内压迅速增高，压力经小脑幕中央游离形成的"孔道"而向颅后窝传导，此时，脑干背部被迫向尾部推移，但脑干腹侧，由于基底动脉上端的两侧大脑后动脉和 Willis 动脉环相互连结而难以移动，致使脑干向后呈弯曲状态。如果同时还有颞叶钩回疝存在，则将脑干上部的丘脑下部向对侧推移。继而中脑水管也被挤压变窄，引起脑脊液循环受阻，加重了脑积水，使颅内压进一步增高，这样颅内压升高形成恶性循环，脑干也随之扭曲不断加重而受到严重损害。可导致脑干内继发性出血或梗死，引起一系列严重的内脏综合征。

1.脑心综合征

发病后 1 周内做心电图检查，常发现 ST 段延长或下移，T 波低平倒置，以及 Q－T间期延长等缺血性变化。此外，也可出现室性期前收缩，窦性心动过缓、心动过速或心律不齐以及房室传导阻滞等改变。这种异常可以持续数周，有人称作"脑源性"心电图变化。其性质是功能性的还是器质性的，尚有不同的认识，临床上最好按器质性病变处理，应根据心电图变化，给予氧气吸入，服用硝酸异山梨酯（消心痛）、门冬酸钾镁，甚至毛花苷 C（西地兰）及利多卡因等治疗，同时密切随访观察心电图的变化，以便及时处理。

2.急性消化道出血

经胃镜检查，半数以上出血来自胃部，其次为食管，少数为十二指肠或小肠。胃部病变呈急性溃疡、多发性糜烂及黏膜下点状出血。损害多见于胃窦部、胃底腺区或幽门腺区。临床上出血多见于发病后 1 周之内，重者可在发病后数小时内就发生大量呕血，呈咖啡样液体。为了了解胃内情况，对昏迷患者应在发病后 24～48h 置胃管，每天定时观察胃液酸碱度及有无潜血。若胃液酸碱度在 5 以下，即给予氢氧铝胶凝胶 15～20mL，使 pH 保持在 6～7，此外，给予西咪替丁（甲氰咪胍）鼻饲或静脉滴注，以减少胃酸分泌。如已发生胃出血，应局部止血，可给予卡络柳钠（安络血）每次 20～30mL 与生理盐水 50～80mL，每天 3 次，此外，云南白药也可应用。大量出血者应及时输血或补液，以防发生贫血及休克。

3.中枢性呼吸异常

多见于昏迷患者。表现为呼吸快、浅、弱及呼吸节律不规则，潮式呼吸，中枢性过度换气和呼吸暂停。应及时给予吸氧，人工呼吸器进行辅助呼吸。可适量给予呼吸兴奋药如洛贝林或二甲弗林等，一般从小剂量开始静脉滴注。为观察有无酸碱平衡及电解质紊乱，应及时送检血气分析，若有异常，即应纠正。

4.中枢性肺水肿

多见于严重患者的急性期，在发病后 36h 即可出现，少数发生较晚。肺水肿常随脑部变化加重或减轻，又常为病情轻重的重要标志。应及时吸出呼吸道中的分泌物，甚至行气管切开，以便给氧和保持呼吸通畅。部分患者可酌情给予强心药物。此类患者呼吸道容易继发感染，故可给予抗生素，并注意呼吸道的雾化和湿化。

5.中枢性呃逆

呃逆可见于病程的急性期或慢性期，轻者偶尔发生几次，并可自行缓解；重者可呈顽固持续性发作。后者干扰患者的呼吸节律，消耗体力，以致影响预后。一般可采用针灸处理，药物可肌内注射哌甲酯（利他林），每次 10～20mg；也可试服奋乃静，氯硝西泮每次 1～2mg，但可使睡眠加深或影响对昏迷患者的观察。膈神经刺激常对顽固性呃逆有缓解作用。部分患者可试用中药治疗如柿蒂、丁香及代赭石等。

近来又发现脑出血患者可引起肾脏损害，多表现为血中尿素氮升高等，甚至可引起肾衰竭。脑出血患者出现两种以上内脏功能衰竭又称为多器官功能衰竭，常为导致死亡的重要原因。

（七）维持营养

注意酸碱平衡及水、电解质平衡，防治高渗性昏迷。初期脱水治疗时就应考虑这些问题，特别对昏迷患者，发病后 24～48h 即可置鼻饲以便补充营养及液体。在脱水过程中，每天入量一般控制在 1 000～2 000mL，其中包括从静脉给予的液体。因需要脱水，故每天应是负平衡，一般水分以 −800～−500mL 为宜，初期每天热量至少为 6 276kJ（1 500kcal），以后逐渐增至每天 8 368kJ（2 000kcal）以上，且脂肪、蛋白质及糖等应配比合理，必要时应及时补充复合氨基酸、人血白蛋白及冻干血浆等。对于高热患者还应适当提高入水量。由于初期加强脱水治疗,或同时有呼吸功能障碍,故多数严重患者会出现酸碱平衡紊乱及水、电解质失衡,常见者为酸中毒、低钾血症及高钠血症等,应及时纠正。应用大量脱水药和皮质激素,特别是对有糖尿病者应防止诱发高渗性昏迷,表现为意识障碍程度加重、血压下降,有不同程度的脱水症,可出现癫痫发作。高渗性昏迷的确诊还要检查是否有血浆渗透压增高提示血液浓缩。此外,高血糖、尿素氮及血清钠升高、尿比重增加也提示有高渗性昏迷的可能。另外,低渗液不宜输入过多、过快;有高血糖者应尽早应用胰岛素,避免静脉注射高渗葡萄糖注射液。此外,应经常观察血浆渗透压及水、电解质的变化。

(八)脑出血血肿清除的治疗

确诊为脑出血后,应根据血肿的大小、部位及患者的全身情况,尽早考虑是否需要外科手术治疗。如需要手术治疗,应考虑采用何种手术方法为宜,常用的手术方法有开颅血肿清除术、立体定向血肿清除术以及脑室血液引流术等。关于手术的适应证、手术时机及选用的手术方式目前尚无统一意见,但在下述情况,多考虑清除血肿:①发病之初病情尚轻,但逐步恶化,并有显著的颅内压升高症状,几乎出现脑疝,如壳核出血、血肿向内囊后肢及丘脑进展者。②血肿较大,估计应用内科治疗难以奏效者,如小脑半球出血,血肿直径＞3cm;或小脑中线血肿,估计将压迫脑干者。③患者全身状况能耐受脑部手术操作者。

关于脑出血血肿清除治疗的适应证如下。

1.非手术治疗的适应证

(1)清醒伴小血肿(血肿直径＜3cm 或出血量＜20mL),常无手术治疗的必要。

(2)少量出血的患者,或较少神经缺损。

(3)格拉斯哥昏迷指数(GCS)≤4 分的患者,由于手术结果非常差,手术不能改变临床结局。但是,GCS≤4 分的小脑出血的患者伴有脑干受压,在特定的情况下,手术仍有挽救患者生命的可能。

2.手术治疗的适应证

(1)手术的最佳适应证是清醒的患者,中至大的血肿。

(2)小脑出血量＞3mL,神经功能恶化、脑干受压和梗阻性脑积水的患者,尽可能快地清除血肿或行脑室引流,以挽救生命,改善预后。即使昏迷的患者也应如此。

(3)脑出血合并动脉瘤、动静脉畸形或海绵状血管瘤,如果患者有机会获得良好的预后并且手术能达到血管部位,应行手术治疗。

(4)年轻人中等量到大量的脑叶出血,临床恶化的应积极行手术治疗。

立体定向血肿清除术与以往开颅血肿清除术比较更有优越性。采用CT引导立体定向技术将血肿排空器置入血肿腔内,采用各种方法将血肿粉碎并吸出体外。该方法定位准确,减少脑组织损伤,对急性期患者也适用。立体定向血肿抽吸术治疗壳核血肿效果较好。但一般位于大脑深部的血肿,包括基底节及丘脑部位的血肿,手术虽可挽救生命,但后遗瘫痪较重。脑干及丘脑出血也可手术治疗,但危险性较大。脑叶及尾状核区域出血,手术治疗效果较佳。

血肿清除后临床效果不理想的原因很多,但目前注意到脑出血后引起的脑缺血体积可以超过血肿体积的几倍,可能是重要原因之一,缺血机制包括直接机械压迫、血液中血管收缩物质的参与及出血后血液呈高凝状态等。因此,血肿清除后应同时应用神经保护药、钙通道阻滞药等,以提高临床疗效。

(九)康复治疗

脑出血后生存的患者,多数遗留瘫痪及失语等症状,重者不能起床或站立。如何最大限度地恢复其运动及语言等功能,物理及康复治疗起着重要作用。一般主张只要可能应尽早进行,诸如瘫肢按摩、被动运动、针灸及语言训练等。有一定程度运动功能者,应鼓励其主动锻炼和训练,直到患者功能恢复到最好的状态。失语患者训练语言功能应有计划,由简单词汇开始逐渐进行训练。感觉缺失一般较难康复,但仍随全身的康复而逐渐好转。

病程依出血的多少、部位、脑水肿的程度及有无并发内脏综合征而各不相同。发病后生存时间可自数小时至几个月,除非大的动脉瘤破裂引起的脑出血,一般不会发生猝死。丘脑及脑干部位出血,出血量虽少,但容易波及丘脑下部以及生命中枢,故生存时间短。脑内出血量、脑室内出血量和发病后格拉斯哥昏迷指数(GCS)是预测脑出血病死率的重要因素。CT扫描显示出血量$\geq 60cm^3$、GCS≤ 8分的患者,30d死亡的可能性为91%,而CT显示出血量$\leq 30cm^3$、GCS≥ 9分的患者,死亡的可能性为19%。平均动脉压对皮质下、小脑、脑桥出血的预后无相关性,但影响壳核、丘脑出血的预后,平均动脉压越高,预后越差,血肿破入脑室有利于丘脑出血的恢复,但不利于脑叶出血的恢复。

第三章　脊髓疾病

第一节　急性脊髓炎

一、概述

急性脊髓炎又称急性非特异性脊髓炎，是指一组原因不明的脊髓急性横贯性损害的炎症性脊髓疾病。临床表现为病损水平以下的肢体瘫痪，传导束性感觉障碍和膀胱、直肠功能障碍为主的自主神经功能障碍。一年四季均可发病，但以冬末春初或秋末冬初较为常见。

二、病因

病因至今尚未明了。目前多数学者认为本病可能是病毒感染后所诱发的一种自身免疫性疾病，外伤和过度疲劳可能为诱因。

三、病理

1.病变部位

脊髓炎症可累及脊髓全长任何一个节段，以胸段（约占 74.5%）最多见，其次为颈段（约占 12.7%）和腰段（约占 11.7%）。病变可累及脊髓的灰质、白质，也可累及相应区的脊膜和神经根，少有涉及脑干、大脑者。

2.病理变化

可见受损部脊髓肿胀，质地变软，软脊膜充血，或有炎性渗出物附着。脊髓断面可见病变脊髓软化，边缘不光整，灰质、白质分界不清。显微镜下可见软脊膜及脊髓内血管扩张、充血，血管周围有炎性细胞浸润，以淋巴细胞及浆细胞为主，灰质中神经细胞肿胀，虎斑消失，胞核偏位以及细胞碎裂、溶解、消失。白质中髓鞘肿胀、变性和脱失。病灶中胶质细胞增生。

四、临床表现

1.急性横贯性脊髓炎

各年龄组均可发病，以青壮年为多；散在发病，无性别差别。部分患者在脊髓症状出现之前1～4周有发热、全身不适等上呼吸道感染或腹泻病史，或有负重、扭伤等诱因。急性起病，常在数小时至数日内发展为完全性瘫痪，部分患者在出现瘫痪前后有背部疼痛、腰痛和束带感，肢体麻木、乏力，步履沉重等先兆症状。

2.运动障碍

脊髓炎以胸段最常见，约占全部脊髓炎患者的74.5%。常表现为双下肢截瘫，早期呈迟缓性瘫痪，肢体肌张力降低，腱反射减弱或消失，病理反射阴性，腹壁及提睾反射均消失，此期为脊髓休克期。脊髓休克期持续时间差异很大，数天至数周不等，以1～2周最多见，脊髓休克期越长说明脊髓损害越严重。完全性损害，休克期长。

3.感觉障碍

为传导束型，急性期病变节段以下所有深、浅感觉缺失，有些患者在感觉缺失区上缘可有1～2个节段的感觉过敏区。在病变节段可有束带感觉异常。局灶性脊髓炎可表现为脊髓半切综合征型的感觉障碍，即病变的同侧深感觉缺失和对侧浅感觉缺失。

4.自主神经功能障碍

脊髓炎的自主神经功能障碍主要为括约肌功能障碍。早期主要表现为大小便潴留。少数脊髓横贯性损害和骶段脊髓损害的患者，长期呈现迟缓性瘫痪，膀胱功能长期不能恢复，肛门括约肌长期松弛，结肠蠕动减弱而无排便反射和排便能力。其他还有病变节段以下的皮肤干燥、不出汗，热天可因出汗不良而致体温升高等。颈段脊髓炎患者，常因颈交感神经节和颈髓损害出现霍纳(Horner)综合征。

5.急性上升性脊髓炎

起病急骤，瘫痪和感觉障碍从足部开始，在数日内迅速向上蔓延，出现呼吸困难、吞咽困难和言语不能，甚则影响到脑干致呼吸中枢麻痹而死亡。临床少见。预后不良。

6.弥散性脑脊髓炎

当上升性脊髓炎的病变进一步上升累及脑干时，出现多组脑神经麻痹，累及大脑出现精神异常或意识障碍，病变弥散超出脊髓的范围，故称为弥散性脑脊髓炎。

7.脊膜脊髓炎与脊膜脊神经根脊髓炎

当病变影响到脊膜和脊神经根时,患者可出现脑膜和神经根刺激症状,体格检查时可有颈项强直,Kernig 征、Lasegue 征阳性等,分别被称为脊膜脊髓炎和脊膜脊神经根脊髓炎。

五、实验室及特殊检查

1.周围血常规检查

病程早期可有轻度白细胞增多,当合并感染时可明显增多。

2.脑脊液检查

脑脊液压力正常。外观无色、透明,常有轻度至中度白细胞增多。蛋白质和白细胞数增高的程度与脊髓的炎症程度和血-脑脊液屏障破坏程度一致。

3.X 线检查

脊柱摄片检查无异常改变,或可见与脊髓病变无关的轻度骨质增生。可除外骨转移瘤、骨结核等引起的脊髓病。

4.CT 检查

可除外继发性脊髓病,如脊柱病变性脊髓病等,对脊髓炎本身诊断意义不大。

5.磁共振(MRI)检查

对于早期明确脊髓病变的性质、范围、程度和确诊急性非特异性脊髓炎是最可靠的措施。急性横贯性脊髓炎 MRI 表现为急性期可见病变脊髓节段水肿、增粗;受累脊髓内显示斑片状长 T_1、长 T_2 异常信号,在 T_1 加权像上呈 T_1 低信号、T_2 高信号。对鉴别多发性硬化更可靠。

6.脑干诱发电位检查

可排除脑干和视神经病变,对早期鉴别视神经脊髓炎有帮助。

六、诊断和鉴别诊断

(一)诊断标准

(1)发病前 1～3 周可有腹泻、上呼吸道感染等非特异性感染史。

(2)急性发病。

(3)迅速发生的截瘫,传导束型感觉障碍。

(4)膀胱直肠功能障碍,早期大小便潴留,晚期则大小便失禁。

(5)脑脊液改变符合脊髓炎。

(6)X 线、CT、MRI、VEP、MEP 等检查可排除其他脊髓病。

(二)鉴别诊断

1.与常见脊髓疾病鉴别

见表3-1。

表3-1 常见脊髓疾病鉴别

项目	急性脊髓炎	吉兰-巴雷综合征	硬膜外脓肿	脊髓肿瘤
先驱症状	病毒感染、出疹、发热、畏寒等	常有呼吸道感染	30%～50%病前有皮肤脓肿或细菌感染	无
全身症状	轻	轻	重	无
起病形式	急,数小时至数天	急,逐步进展,数天至数周	快,24h至1周	缓慢进展,数周至数月
背痛	无,或轻,或重,(++)	无	剧烈,扩散至邻近节段,(++++)	持续隐痛,不扩散,(++)
脊柱压痛	无或(+)	无	明显(++++)	轻或中(++)
瘫痪	急性对称性下肢瘫痪,逐步呈痉挛性	对称性下肢或四肢软瘫,反射消失,近端重	对称性进行性肢体无力,痉挛性或软瘫	进行性痉挛性瘫痪,常不对称
感觉缺失	传导束型感觉障碍,有清楚感觉平面	末梢型感觉障碍,手套—袜子型分布	传导束型感觉缺失,但感觉平面不清楚	从远端开始减退,传导束型,常不对称
膀胱、直肠功能障碍	早期出现	无	较早	晚
脑脊液检查	正常或有轻度细胞、蛋白分离	细胞数在 $10 \times 10^6/L$ 以下,蛋白增高	细胞、蛋白增高	细胞正常,蛋白增高
脊髓造影	正常	正常	椎管阻塞,髓外硬膜外压迫	椎管阻塞,髓外压迫

2.脊髓压迫症

常见的有脊柱转移瘤、脊髓硬膜外血肿、脊髓硬膜外脓肿和脊柱结核。查体时可见脊柱畸形,棘突压痛、叩击痛,X线显示脊椎破坏、椎旁脓肿,腰椎穿刺显示椎管完全性或不完全性阻塞,脑脊液蛋白含量增高可资鉴别。

3.急性脊髓灰质炎

常见于儿童,夏秋季节流行,先有发热、腹泻,热退时出现四肢迟缓性、不完全性、不对称性瘫痪,无传导束型感觉障碍,无括约肌功能障碍,可与脊髓炎鉴别。脊髓型则需进行血清学检测方可确诊。

4.脊髓血管病

大多数患者的临床特点是急性起病,常有剧烈背痛,出血者多有外伤史,脊髓血管梗死可找到主动脉及其分支血管的病变,或血压骤降而发病。病情时轻时重,与血压波动有密切关系。血管造影可确诊。

七、治疗

无特效治疗。治疗原则为减轻脊髓损害,防止并发症,促进脊髓功能恢复。

(一)急性期治疗

1.肾上腺糖皮质激素

常用氢化可的松 200～300mg/d 或地塞米松 10～20mg/d,10～20d 为 1 个疗程;或甲泼尼龙 500～1 000mg,缓慢静脉滴注,每天 1 次,连用 3～5d,然后改为泼尼松 30～60mg/d 顿服,每周减量 5mg,5～6 周逐步停用。大剂量激素连续应用超过 1 个月,病情无任何改善者,应判为无效,可逐渐减量后停用。

2.大量免疫球蛋白

免疫球蛋白每天 0.4g/(kg・d),静脉滴注,连用 3～5d。

3.细胞活化剂和维生素的应用

辅酶 A、三磷酸腺苷、肌苷、胰岛素、氯化钾等加入 10%葡萄糖注射液内组成能量合剂,静脉滴注,每天 1 次,10～20d 为 1 个疗程;大剂量的维生素,如维生素 B_1、维生素 B_6、维生素 B_{12} 及维生素 C 等,能加速周围神经的增生,促进神经功能的恢复,多被常规应用。胞磷胆碱、酰谷胺也有类似作用,也可用来促进脊髓功能的恢复。

4.抗生素的应用

根据细菌学检查,按药物敏感状况选用敏感抗生素。

5.脱水药

20%甘露醇,每次 1～2g/kg,每天 2～3 次,连用 4～6d。

6.其他治疗

转移因子、干扰素、聚肌胞可调节机体免疫力,对脊髓病变治疗可能是有益的,但确切疗效目前尚难肯定。另外,还可用血液疗法、高压氧疗法等。

(二)恢复期治疗

1.预防痉挛状态

鼓励患者积极锻炼,避免发生屈曲性截瘫,使瘫肢置于功能位,防止肢体挛缩和畸形。肌张力增高者给予推拿按摩，同时采用针灸、理疗等治疗。

2.痉挛状态的康复

除推拿、按摩、理疗外，口服地西泮每次2.5～5mg，每天3次；脑脉宁每次50～100mg，每天3次；或中药外洗方等，可减轻痉挛状态。

3.功能训练

当肌力开始恢复时，即鼓励患者多活动，充分发挥已恢复的肌力，以上带下，以强带弱，促使瘫肢功能的恢复。当肌力达到一定程度时给予合理的医疗体育，加强功能训练，以最大限度地减少后遗症。

八、预后

急性脊髓炎首次发病的预后与下列因素有关：①病前是否有先驱症状，凡有发热等上呼吸道感染等先兆的患者，预后较好。②脊髓受损程度，部分性或单一横贯损害的患者，预后较好；上升性和弥散性受累者预后较差。③并发压疮、尿路或肺部感染者预后较差，并发症不仅影响预后，还常常是脊髓炎致命的主要原因。④早期糖皮质激素治疗预后较好。

第二节　脊髓血管病

脊髓血管病可分为缺血性脊髓血管病、出血性脊髓血管病及脊髓血管畸形三大类。发病率远低于脑血管病，但因脊髓内结构紧密，较小血管损害就可造成严重后果。

一、病因和发病机制

脊髓动脉粥样硬化、动脉炎、蛛网膜粘连、严重的低血压均可导致缺血性脊髓血管病。外伤是出血性疾病最主要病因。脊髓血管畸形常因病变压迫、血液凝固、血栓形成及出血导致脊髓功能受损，常合并有皮肤血管瘤、颅内血管畸形等。

二、病理

脊髓前动脉血栓形成常见于胸段，此段是血供的薄弱区；脊髓后动脉左、右各一，其血栓周围淋巴细胞浸润，晚期血栓机化被纤维组织取代，并有血管再通。脊髓内出血常侵及数个节段，中央灰质居多，脊髓外出血形成血肿或出血进入蛛网膜下腔，出血灶周围组织水肿、淤血及继发神经变性。

三、临床表现

1.缺血性脊髓血管病

(1)脊髓短暂性缺血发作:类似短暂脑缺血发作、脊髓间歇性跛行和下肢远端发作性无力是本病的典型临床表现。起病突然,持续时间短暂,不超过24h,恢复完全,不遗留任何后遗症。脊髓间歇性跛行表现是行走一段距离后迅速出现单侧或双侧下肢沉重、无力,休息或使用血管扩张药可缓解,部分病例伴轻度锥体束征和括约肌功能障碍,间歇期症状消失。或仅有自发性下肢远端发作性无力,非运动诱发,反复发作,并自行缓解。

(2)脊髓梗死:卒中样急骤起病,脊髓症状在数分钟或数小时达高峰,因闭塞的供血动脉不同而分为:①脊髓前动脉综合征,以中胸段和下胸段多见,出现病灶水平以下的上运动神经元瘫、分离性感觉障碍及括约肌功能障碍等。首发症状多为突发病变节段背痛、麻木等。短时间内出现病灶水平以下弛缓性瘫痪,进行性加重,早期表现为脊髓休克期,后转为痉挛性瘫痪。痛、温度觉消失而深感觉存在,尿便障碍较明显,即脊髓前2/3综合征。②脊髓后动脉综合征,表现为病变水平以下深感觉障碍,不同程度上运动神经元瘫、轻度尿便障碍等。脊髓后动脉有良好侧支循环,极少发生闭塞,即使出现闭塞因其侧支循环良好表现较轻且恢复较快。③中央动脉综合征,解剖学上指沟连合动脉,通常出现病变水平相应节段的下运动神经元瘫痪、肌张力减低和肌萎缩等,多无感觉障碍和锥体束损伤。

(3)脊髓血管栓塞:常与脑栓塞同时发生,临床表现为根性疼痛、下肢单瘫或截瘫、括约肌功能障碍等。转移瘤所致的脊髓血管栓塞,由于伴发脊髓和椎管内广泛转移,特点是明显根性疼痛及迅速发生的瘫痪。

2.出血性脊髓血管病

脊髓的硬膜下和硬膜外出血,均可突然出现剧烈的背痛、截瘫、括约肌功能障碍,病变以下感觉缺失等急性横贯性脊髓损伤表现。脊髓蛛网膜下腔出血表现为突然背痛、脑膜刺激征和截瘫等,如仅为脊髓表面血管破裂可能只有背痛而无脊髓受压表现。

3.脊髓血管畸形

脊髓血管畸形以动静脉畸形多见,病变多见于胸段和腰段背面,以突然发病和症状反复出现为特点。多数患者以急性疼痛起病,有不同程度的截瘫,呈根性或传导束性分布的感觉障碍及尿便障碍,少数以脊髓蛛网膜下腔出血为首发症状。动静脉畸形症状的周期性加剧与妊娠有关,可能妊娠期内分泌改变使静脉压增高所致。

四、辅助检查

1.腰椎穿刺

椎管内出血，脑脊液压力增高，血肿形成可造成不同程度阻塞，使蛋白增高，压力降低，蛛网膜下腔出血则脑脊液呈均匀血性。

2.CT 和 MRI 检查

可显示脊髓局部增粗、出血、梗死，增强后可以发现畸形血管。

3.脊髓造影

可确定血肿部位，显示脊髓表面血管畸形的位置和范围，但不能区别病变类型，选择性脊髓动脉造影对诊断脊髓血管畸形最有价值，可明确显示畸形血管的大小、范围、类型及与脊髓的关系，有助于治疗方法的选择。

五、诊断和鉴别诊断

根据发病突然，脊髓损伤的临床特点结合脑脊液和脊髓影像学可以作出临床诊断，完全确定诊断有时很困难，需与下列疾病鉴别。

1.间歇性跛行

血管性间歇性跛行，是下肢动脉脉管炎或微栓子反复栓塞所致，下肢间歇性疼痛、无力、苍白、皮肤温度降低，足背动脉搏动减弱或消失，超声多普勒检查有助于诊断。马尾性间歇性跛行，是由于腰椎管狭窄所致。常有腰骶区疼痛，行走后症状加重，休息后减轻或消失，腰前屈时症状可减轻，后仰时则加重，感觉症状比运动症状重。

2.急性脊髓炎

可表现为急性起病的横贯性脊髓炎性改变，但病前多有感染史或接种史，起病不如脊髓血管病快，无急性疼痛或根性疼痛等首发症状，脑脊液中细胞数可明显增加，预后相对较好。

3.亚急性坏死性脊髓炎

Foix 认为是一种脊髓的血栓性静脉炎，以成年男性多见，缓慢进行性加重的双下肢乏力伴有肌萎缩，反射亢进，锥体束征阳性，损害平面以下感觉障碍。病情加重呈完全性截瘫、尿便障碍、肌萎缩明显、肌张力低、腱反射减弱，腰骶段最易受累，胸段少见。脑脊液内仅蛋白含量增加，脊椎管碘油造影可见脊髓表面有扩张血管。

六、治疗

缺血性脊髓血管病治疗原则与缺血性脑血管病相似，低血压者应纠正血压，应用血管扩张药及促进神经功能恢复的药物，疼痛时给予镇静止痛药，硬膜外或硬膜下血肿，应紧急手术以清除血肿，解除对脊髓的压迫，显微手术切除畸形血管。截瘫患者应避免发生压疮和尿路感染。

第三节 脊髓压迫症

一、概述

脊髓压迫症是椎管内占位性病变、脊髓的多种病变引起脊髓受压，随病情进展脊神经根及脊髓血管不同程度受累，出现脊髓半切或横贯性损害及椎管阻塞等特征性综合征。

二、病因和发病机制

（一）病因

1.肿瘤

约占1/3。绝大多数起源于脊髓组织及邻近结构，神经鞘膜瘤约占47%，其次为脊髓肿瘤。

2.炎症

蛛网膜粘连或囊肿压迫血管影响血液供应，引起脊髓、神经根受损症状。化脓性病灶血行播散导致椎管内急性脓肿或慢性肉芽肿而压迫脊髓，以硬脊膜外多见，硬脊膜下与脊髓内脓肿则罕见。有些特异性炎症如结核、寄生虫性肉芽肿等也可造成脊髓压迫。

3.脊柱病变

脊柱骨折、结核、脱位，椎间盘脱出，后纵韧带骨化和黄韧带肥厚均可导致椎管狭窄、脊柱裂、脊膜膨出等，也能损伤脊髓。

4.先天性畸形

颅底凹陷、脊柱裂、颈椎融合畸形等。

（二）发病机制

脊髓受压早期可通过移位，排挤脑脊液及表面的血液供应得到代偿，外形虽有明显改变但神经传导通路并未中断，可不出现神经功能受损。后期多有明显神经系统症状与体征。

1.急性压迫

脊髓遭受急性压迫使静脉出现回流受阻，导致动脉供血障碍，细胞组织缺氧致脊髓的水肿进一步加剧。最终形成纤维结缔组织样瘢痕与蛛网膜、硬脊膜粘连，脑脊液循环受阻。一般在受压的中心区病变较为严重。

2.慢性压迫

病变发展速度缓慢，脊髓慢性受压时能充分发挥代偿机制，预后较好。

三、临床表现

1.急性脊髓压迫症

起病急骤，进展迅速，表现为脊髓横贯性损伤，出现脊髓休克，病变以下呈迟缓性瘫痪，各种感觉消失，各种反射不能引出，尿潴留等。

2.慢性脊髓压迫症

进展缓慢，通常分为早期根痛期、脊髓部分受压期、脊髓完全受压期三期。表现并非孤立，常相互重叠。

(1)早期根痛期：表现为神经根痛及脊膜刺激症状。

(2)脊髓部分受压期：表现为脊髓半切综合征。

(3)脊髓完全受压期：又称麻痹期。出现脊髓完全横贯性损害及椎管完全梗阻。

3.主要症状及体征

(1)神经根症状：表现为根性痛或局限性运动障碍。根性痛是早期病变刺激引起沿受损后根分布的自发性疼痛，根痛有时可表现出相应节段"束带感"，疼痛部位固定，咳嗽、排便等可诱发或加重，改变体位可使症状加重或减轻；脊髓腹侧病变使前根受压，可出现运动神经根刺激症状，支配肌群出现肌束震颤、肌无力或肌萎缩。根性症状对病变水平有定位价值。

(2)感觉障碍：脊神经后根、髓内各种传导束受到刺激或损害均可引起感觉障碍，包括疼痛、感觉过敏、感觉减退或缺失、感觉分离等。根性疼痛最为常见且剧烈。根痛分布区早期常有感觉异常如麻木、蚁行感、针刺感等，后期因神经根功能丧失而出现根性感觉缺失区。感觉传导束受压时出现受压阶段以下感觉减退或消失，在感觉减退平面的上方常有一感觉过敏带，代表脊髓受压节段的上缘。一侧脊髓丘脑束受压产生对侧 2～3 个节段以下的痛、温觉障碍；灰质后角或脊髓丘脑侧束受损时出现节段性分离性感觉障碍，即痛、温觉丧失，触觉及深感觉存在；后索受损时产生受损平面以下触觉及深感觉丧失。

(3)运动和腱反射障碍：前根、前角及皮质脊髓束受累时，产生瘫痪、肌张力和反射改变。早期出现无力、持物不稳、精细动作难以完成、行走易疲劳等，后期则出现瘫痪。前根与前角的损害为下运动神经元性损害，即肌无力、肌张力减低、腱反射减弱或消失、肌肉萎缩等；皮质脊髓束以及与运动有关的其他下行传导束受损时为上运动神经元性损害，即肌无力、肌张力增高、腱反射亢进、病理反射阳性等。脊髓颈膨大部位的病变，既累及支配上肢的前根和前角，又累及支配下肢的皮质脊髓束，从而产生上肢的下运动神经元瘫痪和下肢的上运动神经元瘫痪。圆锥与马尾受压时均表现为下运动神经元瘫痪。脊髓压迫造成的瘫痪一般为截瘫与四肢瘫，单肢瘫少见，偏瘫更少见。

(4)括约肌功能障碍：早期表现为排尿急迫、排尿困难，多在感觉与运动障碍之后出现，渐为尿潴留、顽固性便秘，最终大小便失禁。脊髓圆锥部位病变，括约肌功能障碍出现较早。病变在圆锥以上时，由于膀胱呈痉挛状态，患者有尿频、尿急、便秘。病变在圆锥以下时，膀胱松弛，产生尿潴留，呈充溢性尿失禁，肛门括约肌松弛，大便失禁。

(5)自主神经功能障碍：脊髓 $T_2 \sim L_2$ 的灰质侧角内有交感神经细胞，骶段内有副交感神经细胞，当受压或与高级中枢失去联系时，出现多汗、无汗、血管舒缩功能障碍，没有寒战及立毛反射等，常伴有双下肢水肿、腹胀、皮肤潮红、受损部位体表温度增高。$C_8 \sim T_1$ 脊髓灰质侧角睫状脊髓中枢损害时，出现霍纳(Horner)征。

(6)营养障碍：出现于肢体的感觉、运动障碍之后，皮肤干燥，皮下组织松弛，指(趾)甲干枯无泽、增厚或脱落，关节常呈强直状态。

4.脊髓受压的定位症状

(1)脊髓节段病变的定位症状：不同节段脊髓受压的症状如下。

1)上颈段($C_1 \sim C_4$)：主要临床表现是颈枕部放射性疼痛、强迫头位，排汗障碍、高热，四肢痉挛性瘫逐渐加重，四肢腱反射亢进，出现病理反射；颈以下感觉障碍；严重者可因肋间肌及膈神经麻痹发生呼吸困难，括约肌功能障碍较轻。

2)下颈段($C_5 \sim T_1$)：上肢根性神经痛及感觉障碍，病变以下传导束型感觉障碍，上肢不同肌群出现弛缓性瘫，下肢呈痉挛性瘫，肋间肌瘫痪时呈腹式呼吸，病侧出现霍纳征，排汗障碍，括约肌功能轻度障碍。髓外压迫致肢体瘫痪的顺序是：病侧上肢、病侧下肢、对侧下肢、对侧上肢。$C_5 \sim C_6$ 受损时肱二头肌反射消失，肱三头肌反射增强，肘关节伸屈力均减弱。$C_7 \sim C_8$ 受损时肱二头肌反射正常，肱三头肌腱反射消失，屈肌力强、伸肌力弱，下肢腱反射亢进，病理反射阳性。

3)胸段(T_2～T_{12})：两上肢不受影响，两下肢痉挛性瘫痪，肋间神经痛常见，可有束带感，部分肋间肌麻痹，病变平面以下传导束型感觉障碍，两下肢腱反射亢进，病理反射阳性，括约肌功能障碍明显。T_{10}受压时，可见 Beevor 征；脊髓完全横断时可出现总体反射。

4)腰膨大(L_1～S_2)：大小便失禁或潴留，两下肢根性疼痛及感觉障碍，出现下肢不同肌群弛缓性瘫痪。

5)圆锥(S_3 以下)：有显著的膀胱直肠功能障碍，大小便失禁或潴留，可有会阴部疼痛，出现马鞍形感觉障碍，即对称性两侧臀部、会阴部、肛门生殖器区域感觉障碍；可有肛门、性器官的肌麻痹，性功能障碍，下肢无瘫痪，膝腱反射存在，跟腱反射及肛门反射消失。

6)马尾(腰 2 及尾 1 的神经根及终丝)：早期出现剧烈的单侧或双侧不对称性神经根痛，常在夜间加剧，活动后减轻，卧床较久可加剧疼痛，见于会阴、大腿及小腿伸侧等。有明显肌萎缩，感觉、运动障碍不对称，膝腱和跟腱反射消失，无病理反射，若支配直肠和膀胱的神经受损可发生大小便失禁。

(2)脊髓横断面上病变的定位症状：具体如下。

1)脊髓半侧损害综合征：可见于髓外硬膜内肿瘤等。表现为病变同侧受损平面以下的上运动神经元瘫痪、深感觉障碍、感觉性共济失调，由于同侧血管舒缩纤维被阻断，早期表现为皮肤潮红、皮温增高，后期皮肤发绀、肢体冰冷；病变对侧出现痛、温觉丧失，而触觉存在。

2)脊髓前部损害综合征：可见于锥体骨折、脱位、中央型椎间盘突出等压迫脊髓前部或前动脉。表现为受压平面以下两侧肢体痉挛性截瘫，痛、温觉消失，触觉和深感觉存在。

3)脊髓后部损伤综合征：见于脊髓后方肿瘤、椎板骨折等。表现为深感觉障碍，两点辨别觉障碍，浅感觉正常或减退，感觉性共济失调，Romberg 阳性，可有两侧运动障碍，锥体束征阳性。

4)脊髓横贯性损害综合征：见于脊髓外伤、硬脊膜外脓肿、转移癌等。表现为受损平面以下肢体早期出现弛缓性瘫痪，后期出现痉挛性屈曲性或伸直性瘫痪，深浅感觉消失，直肠、膀胱功能障碍。由于自主神经功能异常，出现排汗障碍、皮肤青紫发冷等。当颈胸段脊髓完全性横断时，刺激下肢引起总体反射。

四、实验室及特殊检查

(一)脑脊液检查

脑脊液动力改变、常规生化检查对判定脊髓受压程度很有价值。椎管严重梗阻时脑脊液蛋白-细胞分离,细胞数正常,蛋白含量超过10g/L时黄色的脑脊液流出后自动凝结称为Froin征。通常梗阻愈完全,时间愈长,梗阻平面愈低,蛋白含量愈高。

(二)放射性检查

1.脊柱X线平片

脊柱损伤重点观察有无骨折、脱位、错位等。肿瘤压迫可使椎弓根变形或间距增宽、椎间孔扩大、椎体后缘凹陷等。

2.脊髓造影

髓外硬膜内肿瘤显示蛛网膜下腔内充盈缺损,出现杯口征或帽样征,脊髓受压移位;髓外硬膜外占位显示脊髓旁蛛网膜下腔随占位的推移而受压变形,出现尖角征;髓内占位显示脊髓明显增宽增大,蛛网膜下腔明显变窄,呈梭形充盈缺损,完全阻塞时呈柱形充盈缺损。

3.CT及MRI检查

可显示脊髓受压,MRI能清晰显示椎管内病变的性质和周围结构变化。

五、诊断和鉴别诊断

(一)诊断

依据病史、症状与体征、辅助检查结果综合分析,才能得出正确的诊断。首先必须辨别脊髓损害是压迫性的还是非压迫性的,通过必要的检查确定脊髓压迫的部位或平面,进而分析压迫是在髓内还是髓外以及压迫的程度,最后确定压迫病变的性质。

(二)鉴别诊断

1.脊髓压迫与非压迫的鉴别

脊髓压迫症的早期有根性疼痛症状,需与能引起疼痛的内脏疾病相鉴别,如心绞痛、胸膜炎、胆囊炎、肾结石等。一般经对症治疗及神经系统查体发现有脊髓损害的体征,便可鉴别。当脊髓出现受压症状或横贯性损害时,则需进一步与非压迫性脊髓病变相鉴别,如急性脊髓炎、脊髓空洞症、脊髓蛛网膜炎、肌萎缩侧索硬化症等。

(1)急性脊髓炎：起病急，常有发热、肌肉酸痛、全身不适等前驱症状。受累平面较清楚，可有肢体瘫痪、感觉和括约肌功能障碍，脊髓蛛网膜下腔无阻塞，脑脊液压力正常或轻度升高，脑脊液外观无色透明，偶尔出现外观浑浊，白细胞数增加，以淋巴细胞为主，蛋白含量可有轻度升高。

(2)脊髓空洞症：起病隐匿，病程较长，主要是见病变节段的节段性感觉分离，即痛、温觉消失，触觉、位置觉和振动觉保存。脑脊液检查一般正常，MRI 检查可以确诊。

(3)脊髓蛛网膜炎：起病缓慢，病程长，症状可有起伏，如有根性疼痛，则范围较广泛。脊髓 X 线平片多正常，脑脊液检查可见细胞增多，蛋白明显增高，脊髓造影可见不规则点滴状、蜡泪状、串珠状或分叉成数道与不关联的充盈缺损。

(4)肌萎缩侧索硬化症：临床以运动障碍为主，多见上运动神经元损害或上运动神经元损害与下运动神经元损害同时并存，一般无感觉障碍，括约肌功能障碍较少见，可见痉挛性疼痛。脊髓腔无阻塞，脑脊液常规、生化检查正常，MRI 多无异常，肌电图可见神经源性异常。

2.髓内与髓外压迫的鉴别

虽然根据临床症状出现的顺序，如根性疼痛，运动、感觉障碍的发展，括约肌功能障碍的早晚等可做适当的鉴别，但有时难免出错，用脊髓造影、CT 及 MRI 检查比较可靠。

3.脊髓压迫的性质鉴别

髓内或髓外硬脊膜下压迫一般以肿瘤为常见：髓外硬脊膜外压迫，多见于椎间盘突出，颈下段及腰段多见；转移性肿瘤，如淋巴瘤、肉瘤等，起病快，根性疼痛明显，常有脊柱骨质破坏；血肿压迫，常有外伤史，症状、体征进展快；炎性压迫，发病快，多伴有发热等其他炎性特征。

六、治疗

1.一般治疗

患者应适当休息，吃富含纤维素的蔬菜，防止出现大便干燥、排便困难；脊柱破坏性病变，应睡硬板床；适当进行体育锻炼，有肢体功能障碍者，应鼓励进行肢体运动。

2.手术治疗

治疗原则是去除压迫病因，手术是有效的治疗方法，要早期诊断，及早手术。

手术效果与肿瘤的性质、生长部位、病程，术前一般情况及神经功能状态，手术操作技巧等有关。

除髓内肿瘤浸润性生长、界线不清难以完全切除外，大多数肿瘤可手术切除，对晚期患者或肿瘤难以全切除者，行椎板减压术常可获得近期疗效。先天畸形或脊柱外伤引起的脊髓压迫，前入路行椎间盘切除或后入路行椎板切除。炎症所致的压迫，应在切除前后给予抗生素治疗。

3.药物治疗

恶性肿瘤手术前后或非手术者都可进行化疗；脊柱结核性压迫，应在手术前后给予抗结核药物治疗；炎症所致的压迫应针对性地使用抗生素治疗；非肿瘤性质的压迫症，给予B族维生素及改善循环药物治疗。

4.其他疗法

(1)离子导入疗法：在脊髓患病区域的上下或前后放置大小合适的电极，进行钙或碘离子导入，电流强度根据电极面积大小而定，每次15～20min，每天或隔天1次，15～20次为一疗程。

(2)中波—直流电离子导入法：选用适当的电极，由受损脊髓区域前后对置，脊柱部位电极加10％碘化钾溶液阴极导入，前面电极衬垫加10％氯化钠溶液，先通中波电流，几分钟后通直流电流，每次15～30min，电流强度根据电极面积而定，直流电密度比单用时略小。每天1次。

(3)超声波疗法：以脉冲超声波在脊柱区域采取转动法，声强0.75～1.25W/cm^2，每次10～20min，每天1次，10～15次为1个疗程。

第四节　脊髓肿瘤

脊髓肿瘤又称为椎管内肿瘤，是指生长于脊髓及其相连接的组织如神经根、硬脊膜、脂肪、血管等的原发性或继发性肿瘤。脊髓肿瘤依其与脊髓的关系分为脊髓内肿瘤与脊髓外肿瘤，脊髓外肿瘤依其与硬脊膜的关系分为髓外硬膜内肿瘤与硬膜外肿瘤。故临床上常将脊髓肿瘤分为三大类：髓内肿瘤、髓外硬膜内肿瘤与硬膜外肿瘤。某些脊髓肿瘤可破坏骨性椎管或经扩大的椎间孔突出至椎管外，形成骑跨于椎间孔内外的哑铃形神经鞘瘤。

国内报道男性患者明显多于女性，但国外一般认为脊髓肿瘤的发病率并没有显著的性别差异。一般估计发病率为(9～25)/10万。脊髓肿瘤可发生于任何年龄，但以20～50岁的中青年最为常见。

一、临床表现

脊髓肿瘤引起脊髓、脊神经根及其供应血管的压迫，而造成脊髓功能障碍，故又称为脊髓压迫症。脊髓肿瘤具有明显的进展性特点，Oppenheim 将脊髓肿瘤分为三期，这一观点延用至今。第一期为刺激期，主要表现为根性疼痛及阶段性感觉、运动障碍，属于脊髓早期压迫。第二期为半侧脊髓横断综合征或不完全的脊髓横断综合征，此为中期，脊髓功能障碍尚不完全，感觉平面尚不恒定，截瘫尚不完全。第三期为完全性脊髓横断期，肿瘤节段水平以下完全性感觉运动及自主神经功能障碍。

1.神经根症状

后根受刺激产生该神经根分布区的自发性疼痛。表现为刀割样、电击样痛或钝痛，用力时可诱发疼痛加剧。检查可见局部皮肤感觉过敏或减退，疼痛剧烈且持续时间较长时甚至误诊为急腹症，多见于髓外肿瘤。

2.感觉障碍

上行性传导束受损引起病变节段以下的感觉障碍。脊髓丘脑束受损时出现对侧 2～3 个节段以下的痛、温觉障碍。后索受损时出现同侧的位置觉、关节运动觉、振动觉等深感觉及触觉障碍，患者常诉走路时有踩棉花感。感觉缺失平面是判断脊髓损害水平的重要依据。由于脊髓丘脑束内纤维由颈至腰骶的自内向外排列顺序决定感觉障碍的进展方式有两种：髓外肿瘤感觉障碍自下肢远端开始逐渐上升到病变节段，又称为上行性麻痹。髓内肿瘤感觉障碍自病变节段向肢体远端发展，又称为下行性麻痹。

3.运动障碍

脊髓前角和前根受损造成肿瘤病变节段支配区的肌肉弛缓性瘫痪，伴有肌肉萎缩和肌束震颤。锥体束受损造成病变节段以下肢体的痉挛性瘫痪。慢性脊髓压迫综合征的初期双下肢呈伸直性痉挛性截瘫，晚期则多呈屈曲性痉挛性瘫痪。恶性肿瘤造成的急性脊髓受压综合征的初期常有脊髓休克的表现而呈弛缓性瘫痪，2～4 周后逐渐变为痉挛性瘫痪，称为 Bastian 法则。

4.反射障碍

某一脊髓节段受压时，该节段的反射弧中断，相应的反射减弱或消失。锥体束受压造成受压水平以下浅反射减弱或消失、腱反射亢进，并可引出病理反射。完全性横贯性脊髓损害时，刺激病变以下部位可引起下肢屈曲性防御性反射。

5.自主神经功能障碍

骶节脊髓以上损害造成的直肠膀胱括约肌功能障碍主要表现为尿潴留与大便干燥及排便困难。骶节以下的损害引起膀胱直肠括约肌松弛，造成大小便失禁，晚期可形成自律性膀胱。瘫痪肢体可因血管运动和泌汗功能障碍而呈皮肤干燥、脱屑、少汗或无汗，甚至于引起体温调节障碍。

二、诊断和鉴别诊断

（一）诊断

1.纵定位诊断

(1)高颈髓($C_1 \sim C_4$)肿瘤：枕部常有根性疼痛，头颈活动受限，严重者四肢呈痉挛性瘫痪，以及肋间肌、膈肌瘫痪，表现为呼吸困难。可伴有脑神经损害，特别是枕骨大孔区脊颅型肿瘤时，可出现声音嘶哑、吞咽困难、耸肩无力等第Ⅸ、第Ⅹ、第Ⅺ对脑神经受损的症状。当三叉神经脊髓束受压迫时，则有头面部痛觉减退，角膜反射减弱。偶见多发性神经纤维瘤病，脊髓肿瘤同时伴有听神经瘤而出现听力障碍。肿瘤压迫内侧纵束(协调眼球运动)或影响小脑，或血液循环障碍导致水肿等，可出现水平眼球震颤。多见于脊颅型肿瘤。

(2)颈膨大部肿瘤($C_5 \sim T_1$)：颈膨大附近的肿瘤根性疼痛部位在下颈部、肩、臂、上肢及手。上肢为弛缓性瘫痪(下运动神经元瘫痪)，下肢为痉挛性瘫痪(上运动神经元瘫痪)。瘫痪的顺序是：病侧上肢-病侧下肢-对侧下肢-对侧上肢。其中少数可出现霍纳征。表现为病变侧瞳孔变小、颜面充血、上睑下垂、眼裂变小、无汗等，为颈交感神经麻痹之故。

(3)上胸段脊髓肿瘤($T_1 \sim T_4$)：根性疼痛表现在肋间神经痛和束带感，上肢活动正常，双下肢呈痉挛性瘫痪(上运动神经元瘫痪)。

(4)中胸段脊髓肿瘤($T_5 \sim T_8$)：根性疼痛表现在下胸和腹上区疼痛和束带感，T_6 以下受损时腹壁反射和提睾反射消失，下肢呈中枢性瘫痪。

(5)下胸段脊髓肿瘤($T_9 \sim T_{12}$)：根性疼痛表现在耻区和束带感，常易误为腹部疾患。T_{10}以下受压时上腹壁反射存在，而中、下腹壁反射消失；T_{12}以下受压时腹壁反射全部存在。下肢为中枢性瘫痪。

(6)腰膨大部脊髓肿瘤($L_1 \sim S_2$)：双下肢有放射性疼痛，呈大腿前、后部和会阴部疼痛，可表现为根性坐骨神经痛，咳嗽、用力、弯腰常使疼痛加重。下肢呈弛缓性瘫痪。位置稍高者则膝以下可为痉挛性瘫痪。

(7)圆锥部脊髓肿瘤($S_3 \sim C_{01}$)：根性疼痛在鞍区，主要以括约肌功能障碍为主要表现，而四肢一般不受影响。腰骶部肿瘤有时可出现视神经乳头水肿，可能与腰骶部肿瘤脑脊液蛋白含量增多有关，肿瘤切除后，视神经乳头水肿消失。

（8）马尾部肿瘤：会阴部和下肢多有根性疼痛，排尿功能障碍出现较早，下肢多呈不完全性弛缓性瘫痪，在鞍区（会阴部）和臀部可有感觉障碍，跟腱、膝腱反射减弱或消失。

2.横定位诊断

（1）髓内肿瘤：根性疼痛少见，常首先出现节段性感觉障碍，可有感觉分离并呈下行性麻痹。膀胱直肠功能障碍出现较早且症状明显，锥体束损害常为双侧对称性，先出现病变节段的下运动神经元瘫痪，上运动神经元瘫痪出现较晚。

（2）髓外硬膜内肿瘤：根性疼痛多见且出现较早，损害从一侧开始常呈脊髓半切综合征，感觉障碍呈上行性麻痹，至晚期才固定在病变水平，上运动神经元瘫痪出现较早，蛛网膜下腔梗阻出现较早，脑脊液蛋白含量明显增高。

（3）硬脊膜外肿瘤：早期根性疼痛常较剧烈并伴有棘突叩痛等脊膜刺激症状，双侧症状常较对称。因多为转移瘤等恶性肿瘤，病程常较短，截瘫出现早，脊柱X线平片显示常有骨质破坏。

（二）鉴别诊断

1.脊柱肥大性骨关节炎

一般中年以上发病，以根性疼痛症状为主，严重者出现椎管部分或完全梗阻。压迫脊髓出现脊髓受损的症状与体征，临床表现与脊髓肿瘤极为相似。脊柱X线平片可见骨赘、椎管前后径变小。CT、MRI检查可见椎管狭窄，后纵韧带增厚、钙化而无脊髓肿瘤，可资鉴别。

2.椎间盘突出症

椎间盘突出多有外伤史，常急性发病。颈段椎间盘突出易与颈部脊髓肿瘤混淆，腰椎间盘突出易与马尾肿瘤混淆。本病脑脊液检查正常或蛋白含量稍增加。脊柱X线平片常见椎间隙狭窄，正常脊柱曲度消失，呈强直状。如做CT、MRI可明确诊断。

3.脊柱结核

脊柱痛时间较长，一般有棘突叩击痛。脊柱X线平片可见椎体破坏，椎间隙狭窄，椎体呈楔形压缩，脊柱后凸畸形等，患者一般有结核中毒症状或原发性结核病灶。

4.脊髓蛛网膜炎

病变往往侵及数个神经根和脊髓阶段，感觉障碍不明显且常有变动，感觉障碍平面两侧参差不齐，病程长，可有缓解期。脑脊液动力学检查可有部分或完全梗阻。脑脊液检查可见蛋白含量高，白细胞增多。脊髓造影可见碘油流动缓慢，呈不规则串珠样、泪滴状或小条索状缺损，分布不均，脊髓腔有不规则的狭窄。

5.脊髓型多发性硬化症

起病急，中枢神经内常有两个以上病灶损害的客观体征，病程中可有缓解与复发交替出现。复发后常有新的症状出现，常伴有或先后出现大脑等高级神经中枢受损的表现，或出现视神经损害而导致视力障碍。临床上常有主观感觉异常，如麻木、蚁行感、疼痛等，而客观感觉障碍的证据极少有。X线平片、CT、MRI无脊柱和脊髓肿瘤的表现，可予鉴别。

6.胸廓出口综合征

当脊髓内肿瘤表现为单侧上肢疼痛、感觉异常、肌力减弱和肌肉萎缩(以尺侧明显)时，可误诊为本病，这是因为神经型胸廓出口综合征以臂丛神经下干(C_8T_1)受压引起者为常见，此时也表现为上肢和手部尺侧的麻痛、感觉异常、握力减弱、精细动作困难和手部内在肌肉萎缩。两者的鉴别要点：胸廓出口综合征时，感觉、运动障碍通常仅限于一侧上肢，颅脑交界位和脊柱X线平片以及颈髓MRI检查除可发现颈肋外，无其他异常，而Adson征阳性，即当头后伸、下颌转向外患侧(使前斜角肌紧张，自前内向后外加压)或转向对侧(使中、后斜角肌紧张，自后外向前内加压)时，引起症状加重和桡动脉搏动减弱或消失；在髓内肿瘤时，随着病情的进展，感觉运动障碍会累及两侧，并可见于下肢，而Adson征阴性，MRI上可显示肿瘤影。

7.脊髓血管病变

①脊前动脉血栓形成。临床出现脊前动脉综合征，主要表现为急性起病，突发的剧烈疼痛为其首发症状。疼痛部位在其受损平面上缘相应的水平。颈部脊前动脉闭塞疼痛常发生在颈肩部。瘫痪之后疼痛仍持续数日不等，瘫痪多在数小时达高峰，感觉障碍并出现感觉分离现象为其特征。②硬脊膜外或硬脊膜下血肿。主要表现为背痛或脊髓急性受压的表现。患者出现双下肢瘫痪并迅速加重和范围扩大。③脊髓内出血。起病急，剧烈的背痛，数分钟或数小时后停止，继见瘫痪或感觉丧失、大小便失禁、体温升高。上颈段者出现呼吸困难，甚至呼吸衰竭而在数小时或数天内死亡。脊髓造影可见出血部位脊髓呈现梭状肿大。④脊髓血管畸形，又称脊髓血管瘤。脊髓性间歇性跛行是其具有特征性的表现。多数患者有感觉障碍，常在出血后才表现为脊髓损害。脊髓造影可见蚯蚓样迂曲、扩张的畸形血管造影，选择性脊髓血管造影可进一步鉴别。

三、实验室及特殊检查

1.脑脊液检查

常呈现蛋白含量增高而细胞数目不高的蛋白-细胞分离现象。肿瘤平面越低蛋白含量增高越明显，并可呈现脑脊液的黄变现象。动力学试验常表现为部分或完全性梗阻，椎管内梗阻时腰穿压力常偏低甚至需要回抽才能获取脑脊液。

2.脊柱X线平片

脊髓肿瘤约有50%可在平片中见到骨质破坏。常见的有椎弓根向内陷入、变薄，骨质萎缩、疏松、轮廓模糊不清，甚至破坏消失，椎弓根间距离增宽，椎体后缘有弧形压迹等椎管扩大的表现。椎间隙一般正常。少数脊膜瘤、畸胎瘤、血管网织细胞瘤在椎管内可见钙化点。

3.脊髓造影

当怀疑脊髓肿瘤时应做脊髓造影检查，但造影有时可使症状加重，除少数特殊情况外，已很少做此项检查。可采用腰穿注药的上行性造影以确定肿瘤的下界，也可采用小脑延髓池穿刺注药的下行性造影以确定肿瘤的上界。如肿瘤较大或梗阻平面与临床定位水平不相符时应进行上行和下行造影。髓内肿瘤病变节段脊髓呈梭形膨胀，蛛网膜下腔变窄致使造影剂在病变处变细沿两侧上行呈拥抱状或呈一大而深的杯口状表现。硬膜下脊髓外肿瘤由于肿瘤常位于一侧，上升性脊髓造影时可见造影剂被阻处呈完全性或不完全性的弧形凹面样阻塞，与肿瘤下界相适应。形成“杯口状”缺损。阻塞面的形态与肿瘤的形态完全相符，其旁可见一条状透明带，脊髓被推向另一侧。硬膜外肿瘤由于肿瘤未直接长于蛛网膜下腔，造影时接近梗阻部位造影剂柱变窄，梗阻呈不规则梳齿状改变。

4.CT检查

CT平扫可见椎管骨质的变化如椎管扩大、骨质破坏及椎间孔扩大等，而脊髓及肿瘤等软组织影像不能清晰显示。CTM可见椎管膨胀、扩大，椎体后缘受压，椎管内软组织填充，脊髓被推向一侧等征象。

5.MRI检查

能显示肿瘤的大小、位置、数目，并可将肿瘤与脊髓的关系显示清楚。对脊髓及椎管内肿瘤的诊断有较大价值，可提供各层面和整体清楚的图像。

四、常见的脊髓肿瘤

1.神经鞘瘤

又称 Schwann 瘤、神经瘤，起源于鞘膜的 Schwann 细胞，好发于 20～40 岁的人群，男女无明显差异。为最为常见的一种良性脊髓肿瘤，常发生在脊神经根，如肿瘤较大，可有 2～3 个神经根黏附或被包绕其内，也可发生于几个脊神经根，占椎管内肿瘤的 23%～43%，好发部位依次为胸段、颈段、腰段。

2.脊髓脊膜瘤

脊髓脊膜瘤大部分为良性。为脊膜常见肿瘤，仅次于神经鞘瘤，约占全部脊髓肿瘤的 25%。脊膜瘤与脑膜瘤之比约为 1∶8，发病高峰为 40～60 岁，平均为 56 岁(18～82 岁)，80%发生于女性，也有报道男女发病无显著差异。约 90%的脊膜瘤发生于髓外硬膜内，约 5%发生在硬膜内外(哑铃状)，约 5%发生在硬膜外。一般生长于脊髓的蛛网膜及软脊膜，少数发生于神经根，大部分肿瘤发生在脊髓的背侧方。胸段多见(80%)，其次是颈段(15%)，腰骶不常见。

3.脊髓胶质瘤

脊髓胶质瘤是指发源于脊髓胶质细胞的肿瘤。占脊髓肿瘤的 7.4%～22.5%，一般发病年龄为 20～50 岁，男女发现无明显差异，约占髓内肿瘤的 90%。其根据病理可分为以下几种类型。

(1)室管膜瘤：又称为室管膜胶质瘤、室管膜细胞瘤、室管膜上皮肿瘤等。约占髓内肿瘤的 60%，约半数位于圆锥终丝处，以 10～20 岁青少年最为多见，50%在 20 岁以下。男性发病率约相当于女性的 2 倍。

(2)星形细胞瘤：约占髓内肿瘤的 30%，多见于青年女性，80%发生在 40 岁以下，10～30 岁约占 50%。依其组织学形态可分为纤维星形细胞瘤、源浆型星形细胞瘤、毛状星形细胞瘤、肥大型星形细胞瘤、分化不良性星形细胞瘤(星母细胞瘤)等几种类型。

(3)少枝胶质细胞瘤：发病年龄 10～40 岁，男多于女，约占脊髓肿瘤的 4.7%。恶性少枝胶质细胞瘤又称分化不良性少枝胶质细胞瘤、少枝胶质母细胞瘤。瘤体较大，瘤细胞生长活跃，瘤内常有出血与坏死。

(4)混合型胶质母细胞瘤：又称分化性和分化不良性少突-星形细胞瘤、星形-室管膜瘤、少突-室管膜瘤和少突-室管膜-星形细胞瘤。一般星形细胞与少突胶质细胞的多型性腺瘤最为多见。在组织结构上，混合方式可以是区域性镶嵌排列或瘤细胞弥散性混合。

(5)多型性胶质母细胞瘤。

4.脊髓脂肪瘤

又称血管肌肉脂肪瘤。脊髓脂肪瘤较少见,仅占脊髓肿瘤的0.45%～2.40%。各年龄段均可发生,但以20～30岁者多见,男女发病无显著性差异,可发生于任何脊髓节段,以腰骶段多见,常合并先天异常。

脊髓脂肪瘤依据病理可分为脂肪瘤、棕色脂肪瘤与脂肪肉瘤。

5.先天性脊髓肿瘤

又称胚胎残余肿瘤,包括表皮样囊肿和皮样囊肿、脊髓神经纤维瘤、脊索瘤、脊髓畸胎瘤等。

6.脊髓转移瘤

是指身体其他部位恶性肿瘤经血行转移或邻近组织如脊柱、后腹膜及纵隔肿瘤直接或经椎间孔侵入椎管。发病年龄多大于50岁,占脊髓肿瘤的20%～30%,绝大部分位于硬膜外,且多位于胸段。原发灶最多在肺,其他依次为乳腺、前列腺、肾以及来源于肉瘤和淋巴瘤等。一般急性发病,X线平片可见脊柱骨质破坏,临床常表现为急性脊髓受压的弛缓性瘫痪,括约肌功能障碍严重。

五、治疗

1.手术治疗

脊髓肿瘤首选手术治疗,能手术切除的应尽早手术,手术效果与神经组织受压的时间、范围、程度和肿瘤的性质有关。良性肿瘤未造成脊髓严重损伤,术后大都预后良好,多数术后症状有改善。髓内肿瘤除浸润脊髓者因肿瘤的界线不清,不能做全切除外,大多数脊髓肿瘤可手术切除。恶性肿瘤不能手术者,可行椎板减压,术后症状得不到很好的改善,预后差。髓外硬膜下肿瘤多为良性,预后较好。极少数巨大马尾肿瘤,由于与神经粘连紧密,而不能完全切除。硬膜外肿瘤良性者可完全摘除,如为恶性者则不能完全切除,只能做椎管减压术。近年来随着显微外科技术的日益成熟,手术成功率明显提高。

2.放射治疗

一些肿瘤浸润到髓内,术后可能会带来严重的神经系统功能障碍,或患者全身状况不允许手术,且肿瘤对放射线敏感者,有明确临床证据而无病理诊断者,均可行放射治疗,但应很好地掌握适度剂量和疗程,防止放射性脊髓病的发生。也有主张一旦确诊,就应在30min至2h内立即给予首次放射治疗。

3.激光手术治疗

应用 CO_2 激光刀治疗脊髓内肿瘤，具有操作方便、定位精确、无机械牵拉、对周围组织损伤小和不干扰生理电等优点，加上便于术中进行心电图和诱发电位等监护，使手术更为安全。

4.药物治疗

脊髓肿瘤对脊髓压迫应是一种神经系统危象，在放疗过程中，患者均常规应用皮质类固醇，能促使水肿消散，防止水肿发生。皮质类固醇不但有抗水肿效能，而且有溶瘤作用。因此不必顾虑大剂量放疗在有限的间隙中导致水肿的不良反应。一般用泼尼松 60mg/d 或地塞米松 16mg/d，大剂量皮质激素，一般比小剂量疗效好。

5.化学治疗

除对恶性肿瘤摘除手术和放射治疗外，还应采取强有力的化学疗法，抗肿瘤药物应用已得到了足够的重视。目前受重视的亚硝基脲类，该类药能作用于瘤细胞的去氧核糖核酸聚合酶，抑制核糖核酸或去氧核糖核酸的合成，对增殖细胞的各期都有作用。但此类药物的主要缺点是对造血系统功能有明显的延迟性抑制作用。注意抗肿瘤药物大多数对骨髓造血功能有抑制作用，故在治疗期间及治疗后一定时期内，应监视末梢血常规的变化，必要时停止用药。有些药物对肝细胞有破坏作用，用药前后要注意肝功能的变化。

6.药物与放射联合治疗

有些药物，如 5-溴尿嘧啶脱氧核苷、甲氨蝶呤、卡莫司汀、5-氟尿嘧啶等，可以提高对放射治疗的效果，在放射治疗前一定时间用药，持续到放射治疗即将结束，但应注意到两种治疗中的相互作用。

第五节 脊髓空洞症

脊髓空洞症是一缓慢进行性的脊髓变性疾病，病变多位于颈髓、胸髓，也可累及延髓。脊髓与延髓空洞症可单独发生或并发。临床主要表现是受损节段的分离性感觉障碍、下运动神经元瘫痪、长传导束功能障碍以及营养障碍。

一、病因和发病机制

脊髓空洞症的病因和发病机制目前尚不明确，目前有以下几种学说。

1.先天发育异常学说

本病常合并脑积水，扁平颅底，先天性延髓下疝畸形，颈枕部畸形，短颈畸形，颈肋，脊柱侧后凸，脊柱裂，弓形足等，故认为本病是脊髓先天发育异常所致。

2.机械性脑脊液循环障碍学说

由 Gardner 等提出，认为脊髓空洞的形成完全由机械因素所造成，主要有两个致病因素：其一是由于颈枕区先天性异常，第四脑室出口闭塞，妨碍了脑脊液从第四脑室进入蛛网膜下腔，而进入脊髓中央管；其二是脑室内脑脊液搏动性压力不断冲击脊髓中央管管壁，导致中央管逐渐扩大，最终形成空洞。此外，第四脑室顶部四周软脑膜的粘连也可伴发脊髓空洞症，而当脑脊液循环得到改善时，临床症状也有所好转。

3.血液循环异常学说

脊髓中央区是脊髓前后动脉交界区，侧支循环差，外伤后该区易坏死软化形成空洞，常由受伤部的脊髓中央区（后柱的腹侧，后角的内后方）起始并向上延伸。脊髓内肿瘤囊性变可造成脊髓空洞症。继发性脊髓蛛网膜炎患者，可能由于炎症粘连，局部缺血和脑脊液循环障碍，脑脊液从蛛网膜下腔沿血管周围间隙进入脊髓内，使中央管逐渐扩大形成空洞。脊髓炎时由于炎症区脱髓鞘，软化、坏死，严重时坏死区有空洞形成。

二、病理

有空洞的脊髓外观可能正常，也可能呈梭形膨大或呈现萎缩。空洞壁不规则，由环形排列的胶质细胞及纤维组成，空洞内常含有无色或黄色液体，空洞多发生在颈髓，向脑干或胸髓扩展，腰髓较少受累，偶尔可有多发性空洞，互不连通。早期可能局限于一侧后角的底部，以后累及脊髓后角的腹侧部分及前角的底部，最后扩展到该水平的绝大部分。神经细胞与传导束可有继发的变性，主要在脊髓丘脑束交叉处、脊髓丘脑束、锥体束、后柱、前角细胞以及后角。常见病变位置有三处：①在中线切断内侧丘系交叉纤维。②在锥体及下橄榄核之间累及舌下神经。③向腹外侧延伸于下橄榄核及三叉神经脊髓束之间侵犯迷走神经。在延髓空洞症病例中不常累及面神经核、前庭下核到内侧纵束的纤维，脊髓丘脑束及锥体束等。

三、临床表现

本病多数于 20～30 岁发病，偶尔发生于儿童期或 30 岁以后，男性多于女性。起病隐袭，进展缓慢。常因部分痛觉消失，在无痛性烫伤时才被发现。临床症状取决于空洞所在部位及其范围的大小。多为散发病例。

1.感觉障碍

本病可见两种类型的感觉障碍，即由空洞部位脊髓支配的节段性浅感觉分离性感觉障碍和病变以下的束性感觉障碍。

(1)节段性浅感觉分离性感觉障碍，为本病最突出的临床体征。由于空洞常起自颈膨大一侧的后角底部并向周围扩张，故早期症状常常是同侧上肢的相应支配区痛、温觉丧失，而触觉及深感觉相对保留的节段性后角型分离性感觉障碍，近似半短上衣形。

(2)束性感觉障碍，后期病变可累及脊髓丘脑束和后索，而出现对侧病变平面以下的痛、温觉缺失的传导束型感觉障碍及同侧病变平面以下的深感觉障碍，步态不稳和深感觉共济失调，但很少见。延髓空洞症如影响到三叉丘脑束交叉处，可以造成面部痛、温觉减退或消失，包括角膜反射消失。

2.运动及反射障碍

空洞侵及颈髓前角细胞，引起手部小肌肉及前臂尺侧肌肉软弱和萎缩，肌束震颤可不明显，逐渐波及上肢其他肌肉，肩胛带肌及一部分肋间肌。腱反射减弱及肌张力减退。当空洞累及锥体束时，则受累脊髓节段以下出现肌无力，肌张力增高，腱反射亢进，病理征阳性，多数双侧不对称，当空洞内发生出血时，可以发生病情突变。空洞如果在腰骶部，则在下肢部位出现上述的运动及感觉障碍。

3.营养障碍及其他症状

营养障碍也是本病的主要症状之一，其中最常见的是由于关节的痛觉缺失引起关节磨损，骨皮质萎缩，骨质脱钙和畸形，关节肿大，活动度增加，运动时有摩擦音而无痛觉。这种神经元性关节病变称为夏科(Charcot)关节。皮肤营养障碍，包括皮肤青紫，过度角化，皮肤增厚。在痛觉缺失区域，表皮的烫伤及其他损伤可以造成顽固性溃疡及瘢痕形成，甚至指趾节末端发生无痛性坏死、脱失，称为莫旺(Morvan)病。颈胸段病变损害交感神经通路时，可产生霍纳(Horner)综合征(瞳孔缩小，眼裂变窄，眼窝凹陷，面部出汗减少)。如侧角细胞受刺激，可出现同侧不完全性反霍纳综合征(瞳孔散大，睑裂增宽，眼球微突，面颈多汗)。疾病晚期可有膀胱、直肠功能障碍。其他如脊柱侧突、后突畸形、脊柱裂、弓形足等也较常见。

4.延髓空洞症

很少单独发生，常为脊髓空洞症的延伸。由于空洞常不对称，故症状和体征常为单侧型。如累及疑核，则有吞咽困难及纳吃，软腭与咽喉肌无力，悬雍垂偏斜，声带麻痹，构音困难。舌下神经核受累则同侧舌肌萎缩和肌束震颤，伸舌偏向患侧。三叉神经下行根受累则出现同侧面部感觉呈中枢型痛、温觉障碍，侵及内侧弓状纤维则出现半身触觉、深感觉缺失。前庭小脑通路受损出现眩晕、眼球震颤、步态不稳。累及面神经核可出现同侧周围性面瘫。

四、辅助检查

1.实验室检查

脑脊液常规及动力学检查无特征性改变,空洞较大可引起椎管轻度梗阻和脑脊液蛋白增高。

2.影像学检查

MRI 矢状位图像可清晰显示空洞位置、大小和范围,是否合并 Arnold-Chiari 畸形等,是确诊本病的首选方法,有助于选择手术适应证和设计手术方案;应用延迟脊髓 CT 扫描(DMCT),将水溶性造影剂注入蛛网膜下腔,在注射后 6h、12h、18h 和 24h 行脊髓 CT 检查,可显示高密度空洞影像;X 线平片检查可发现脊柱侧弯或后突畸形、隐性柱裂、颈枕区畸形和 Charcot 关节。

五、诊断和鉴别诊断

(一)诊断

青壮年发病,起病隐袭,缓慢进展的病程,早期出现节段性分离性感觉障碍,肌肉无力及萎缩,以及皮肤、关节营养障碍。常合并某些先天性疾病,延迟性增强 CT 扫描及 MRI 可明确空洞的位置和大小等,可确诊。有脊柱外伤、脊髓出血、脊髓蛛网膜炎等病史,可协助诊断继发性脊髓空洞症。

(二)鉴别诊断

1.脊髓内肿瘤

进展较快,初期虽无囊性变,也可有节段性感觉分离,病变节段短,但随肿瘤长大而出现横贯性脊髓损害的症状,如痉挛性截瘫或四肢瘫,损害平面以下深浅感觉均减弱或消失,膀胱功能障碍出现早等,且椎管有不同程度阻塞,奎根试验阳性。脑脊液蛋白含量增多。脊髓造影或脊髓 CT 扫描或脊髓 MRI 检查可资鉴别。

2.脑干肿瘤

延髓空洞症需与脑干肿瘤鉴别。脑干肿瘤好发于 5～15 岁儿童,病程较短,开始常为脑桥下段而非延髓症状,临床表现为外展神经、三叉神经麻痹,眼球不能向上下左右凝视,且有眼球震颤等,其后随肿瘤长大而有更多的脑神经麻痹及交叉性瘫痪。如双侧脑干肿瘤则出现双侧脑神经麻痹及四肢瘫,疾病后期可出现颅内压增高等,可与延髓空洞症相鉴别。

3.颈椎病

多见于中老年人，以根性痛为主要表现，感觉障碍呈神经根型或传导束型，而不呈节段性分离型感觉障碍，肌肉萎缩轻，一般无营养障碍。脊髓造影、颈椎X线拍片、CT扫描及MRI检查可明确诊断。

4.运动神经元病

虽可引起肌萎缩、肌束颤动、锥体束征及延髓麻痹，但不引起感觉障碍，极易区别。

六、治疗

本病进展缓慢，有时可迁延数十年。目前尚无特效疗法。

1.支持疗法

有疼痛者给予镇痛药，可给予B族维生素、三磷酸酰苷、辅酶A、肌苷等药物治疗。加强护理，防止关节挛缩，对痛觉消失者，要防止烫伤和冻伤。

2.放射疗法

可使用放射性同位素^{131}I治疗，但疗效不肯定。

3.手术治疗

对于Chiari畸形并脊髓空洞症，唯一有效的治疗方法是枕大孔和上颈髓段椎管减压术。张力性脊髓空洞症行空洞与蛛网膜下腔分流术、脊髓积水行第四脑室出口矫治术等。

七、预后

本病进展缓慢，如能早期治疗，部分患者症状可有不同程度缓解。少数患者可停止进展，迁延数年至数十年无明显进展。部分患者进展至瘫痪而卧床不起，易发生并发症，预后不良。

第四章　脱髓鞘疾病

第一节　视神经脊髓炎

视神经脊髓炎(NMO)又称 Devic 病，是主要累及视神经和脊髓的急性或亚急性中枢神经系统脱髓鞘疾病。临床上以视神经和脊髓同时或相继受累为主要特征，呈进行性或缓解与复发病程，目前多认为是多发性硬化(MS)的一个变异型。

一、病因和发病机制

视神经脊髓炎的病因、发病机制尚不清楚。虽然目前普遍认为视神经脊髓炎是 MS 的一个亚型，但其是否为一种独立的疾病仍有争议。白种人具有 MS 的种族易患性，以脑干病损为主；非白种人则对视神经脊髓炎具有易患性，以视神经和脊髓损害最常见。这可能与遗传和种族差异有关。视神经脊髓炎是一种严重的单相病程疾病，但许多病例呈复发病程。

二、病理

视神经脊髓炎的病理改变为神经纤维脱髓鞘、血管周围炎性细胞浸润及坏死空洞的形成。视神经损害主要累及视神经和视交叉，脊髓损害好发于胸段和颈段(以上胸段及下颈段多见，腰段少见)。视神经脊髓炎与多发性硬化比较，其病变范围较为局限，一般仅限于视神经和脊髓。

三、临床表现

(1)患者发病年龄一般为 5～60 岁，21～41 岁最多，也有许多儿童患者，60 岁以上的患者少见，以青少年为多；女性稍多于男性。半数患者起病前数日或数周有上呼吸道或消化道感染史。

(2)急性起病患者可以在数小时或数日内出现脊髓或眼部症状。亚急性起病患者症状在 1～2 个月内达高峰，少数患者呈慢性起病，在数月内稳步进展，呈进行性加重。急性横贯性播散性脊髓炎以及双侧同时或相继发生的视神经炎是本病特征性表现，在短时间内连续出现，导致截瘫和失明，病情进展迅速，可有缓解-复发。

(3)多数患者先发生眼部症状。双眼可以同时出现症状，也可以先一侧出现症状，间隔数日或数周后再发展到另一侧，少数经数月或1年以上另一眼才被累及，仅有单眼受累者很少。约1/8的患者有反复发作。有视力障碍者多起病较急，并有缓解-复发的特点。发病早期患者感觉眼部疼痛，尤以眼球转动或受压时疼痛明显，或有诉说前额部疼痛，同时伴有视物模糊。部分急性发病患者可以在几小时或几天内视力完全丧失。眼底可见视神经乳头炎、球后视神经炎、视野改变。

(4)脊髓损害的常见部位为胸髓，其次为颈髓，腰段脊髓较少见。颈髓病变可见霍纳(Horner)综合征。临床常见的脊髓体征是不对称和不完全的，多呈现播散性脊髓炎、不完全横贯性脊髓半离断或上升性脊髓炎的征象。临床特征为快速进展的(数小时或数天)下肢轻瘫、躯干部的感觉平面、括约肌功能障碍和双侧Babinski征等。下肢进行性无力，早期腱反射减弱，后期出现锥体束征和病理反射。除感觉、运动和括约肌功能障碍外，常有痛性痉挛发作。括约肌障碍一般与肢体瘫痪同时发生，早期表现为尿潴留，以后可以转为尿失禁。大多数患者的括约肌功能恢复与肢体瘫痪的好转一致。视神经与脊髓症状多先后发生，也可同时出现，二者出现的间隔时间可为数天、数周、数月或数年。

四、辅助检查

1.脑脊液检查

脑脊液压力与外观一般正常。脑脊液生化检查糖和氯化物含量一般正常，蛋白质含量正常或轻度增高。部分病例免疫球蛋白(IgA、IgG)含量有增高，蛋白质电泳检查出现寡克隆区带。当脊髓肿胀明显或伴发蛛网膜炎时，可能出现髓腔不完全梗阻，蛋白含量可明显升高，可以高达每升数克。脊髓病变发作期，单相病程和复发型患者约半数病例脑脊液中的白细胞增多，但通常不超过100×10^6/L，分类中以淋巴细胞和单核细胞为主。个别病例白细胞超过300×10^6/L。

2.影像学检查

CT和MRI检查：由于CT对本病的分辨率低，且不能做矢状面扫描，显示病灶效果不佳；MRI在一定程度上能清楚显示脊髓内脱髓鞘病灶，一般表现为长T_1(低信号)、长T_2(高信号)影像，矢状面可以显示出病灶上、下界限，横切面显示病灶以背侧、外侧多见。复发型患者在一次脊髓炎发作后8周内做脊髓MRI检查，异常率为94%，复检的脊髓纵向融合病变超过3个脊柱节段发生率是88%，通常为6～10个节段。

3.电生理学检查

大部分病例视觉诱发电位异常，表现为P100潜伏期的延长及波幅降低。躯体感觉诱发电位有可能发现临床上的病灶。

脑电图的改变临床报道的不多，但Kuroiwa认为脑电图改变是很常见的，大多数是非特异性和非发作性的。

4.实验室外周血液检查

(1)血常规：急性发作时白细胞可增多，以多形核白细胞为主。

(2)红细胞沉降率：急性发作期可加快。

(3)免疫学指标：急性发作时，外周血Th/Ts(辅助性T细胞/抑制性T细胞)比值升高，总补体水平升高，免疫球蛋白升高。随病情缓解而趋于下降。

五、诊断和鉴别诊断

(一)诊断

(1)以视神经及横贯性脊髓损害为主症，两者可同时或数月、数年内相继出现。

(2)常在呼吸道及消化道等感染后急性或亚急性起病。

(3)当分别出现视神经和脊髓损害时，应排除其他疾病，如视神经炎、急性脊髓炎等。

(4)血和脑脊液免疫球蛋白常有增高，脑脊液的细胞计数可有增高。

(5)视觉和体感诱发电位检查可显示早期异常。

(6)脊髓磁共振成像对确定病变的部位和范围价值较大。

(二)鉴别诊断

1.急性视神经炎

包括视盘炎和球后视神经炎。部分病例由于感染引起。视神经的损害症状与视神经脊髓炎的眼部表现大致相同，但无脊髓症状。对复发性的急性视神经炎要注意观察有无脊髓症状，以区别间隔期较长的视神经脊髓炎。

2.急性脊髓炎

急性脊髓炎的临床表现与本病的脊髓症状基本相同，但是起病更急，瘫痪更重，最主要的是病程无缓解-复发，无视神经受损的表现。

3.急性播散性脑脊髓炎和急性出血性白质脑炎

多在感染或接种后发病，病势严重，可出现截瘫和视神经损害，但多伴有头痛、发热、呕吐、昏迷、抽搐及共济失调等广泛的脑与脊髓受累征象，病程多自限，少有复发。与视神经脊髓炎鉴别较容易。

4.亚急性脊髓视神经病

多见于小儿，临床表现为腹痛、下痢等腹部症状，有肢体无力和视力下降，但以感觉异常为主，无反复发作，脑脊液也无明显改变。

5.多发性硬化

视神经脊髓炎的诊断是在视神经与脊髓都先后受损的基础上作出的。而多发性硬化临床表现以散在多灶病损的症状和体征为主，有明显的其他神经受累征象，肢体瘫痪形式不定，不但有眼底的改变，还有眼肌麻痹、共济失调等脑干、小脑症状；临床很少出现传导束型感觉障碍，病变水平以下的营养障碍也少见。病程缓解-复发，常伴有新发病灶。MRI 所见对视神经脊髓炎与 MS 鉴别很有意义。高达90%以上 MS 患者脑脊液存在寡克隆带，但视神经脊髓炎患者不常见。病理上多发性硬化的病灶较多，缺乏血管周围的炎症，无组织坏死，胶质细胞增生明显。

六、治疗

1.糖皮质类激素

近年来视神经脊髓炎主要的治疗是大剂量糖皮质类激素，如甲泼尼龙 500～1 000mg，静脉滴注，每天 1 次，连用 3～5d，继之以大剂量泼尼松口服。氢化可的松、地塞米松静脉滴注，急性期可以减轻病势或阻止病情发展；肌内注射促肾上腺皮质激素可以加快疾病的恢复过程。环磷酰胺、硫唑嘌呤等细胞毒性药物在上述药物治疗效果不满意时可以合并应用。糖皮质类激素的大量使用，可以使机体免疫功能低下，继发各种感染、血糖增高、骨质疏松及精神症状等，合并环磷酰胺等药物治疗时更要注意肝功能、肾功能以及骨髓抑制。

2.免疫增强药治疗

常用的药物有转移因子、干扰素等。应用免疫增强药目的是为了纠正患者的异常免疫结构和功能，其疗效有待进一步观察。

3.血浆置换

糖皮质类激素治疗无反应者，经血浆置换有望使症状改善。

七、病程和预后

30%～40%的视神经脊髓炎病例有缓解-复发的病程，临床上将视神经脊髓炎的病程大致分为三种情况。

(1)急性或亚急性起病，病情持续发展到一定节段后停止，留有后遗症或危重症直至死亡也无缓解。

(2)急性或亚急性起病,病程中有缓解与复发,复发时症状再度加重,此种情况最多见。

(3)急性或亚急性起病,少数患者慢性起病,病程中有缓解,不再复发,可以留有不同程度的后遗症或完全恢复。

普遍认为视神经脊髓炎临床表现要比MS严重,MS患者发作后常进入缓解期或缓慢进展期,视神经脊髓炎患者多因一连串的发作而加剧。复发型视神经脊髓炎预后比MS相对要差。大多数复发型患者以阶梯式进展方式发生严重的残疾,1/3患者死于呼吸衰竭,死亡原因多与脊髓炎的严重程度及脊髓损害平面在高颈位引起呼吸麻痹,并发感染有关。

第二节 多发性硬化

多发性硬化(MS)是以中枢神经系统白质脱髓鞘病变为特点的自身免疫性疾病。临床表现为反复发作的神经功能障碍,多次缓解-复发,病情每况愈下。病变可累及大脑白质、脊髓、脑干、小脑、视神经、视交叉。

一、病因和发病机制

多发性硬化是脱髓鞘疾病,病因和发病机制尚未完全了解。大量资料证明,MS可能与免疫功能紊乱、病毒感染、遗传易患性及环境因素等有关。

Poser对多发性硬化发病机制过程的假设为在遗传易患性的基础上,环境因子(病毒感染或其他环境因子)触发了异常免疫调节反应,通过血脑屏障的损伤导致本病。

发病机制未确定,一般认为可能的机制是患者早期患过某种病毒感染而致自身抗原改变,另外有的病毒具有与中枢神经髓鞘十分近似的抗原,这两者都可导致免疫识别错误而诱发自身免疫机制。

二、病理

主要病理特点是局灶性,多为位于脑室周围的散在脱髓鞘斑块,伴反应性胶质细胞增生,也可有轴突损伤。

三、临床表现

本病多发生于20～40岁,以急性或亚急性起病。病程长短不一,缓解和复发为本病的重要特征，另一部分患者症状呈持续性加重或阶梯样加重而无明显缓解过程。多发性硬化患者的体征多于症状是其重要的临床表现。按病变部位一般分为以下4型。

1.脊髓型

病变主要损及侧束和后束，由于病灶从脊髓中心向周围扩散，早期不累及脊髓视丘侧束及后根（髓内病灶），故无疼痛的主诉，也无束带感的主诉。当单个大的斑块或多个斑块融合时，可损及脊髓一侧或某一节段，则可出现半横贯性脊髓损害表现。患者常先诉背痛，继之下肢出现中枢性瘫痪，损害水平以下的深、浅感觉障碍，尿潴留和阳痿等。在颈髓后束损害时，患者过度前屈颈部时出现异常针刺样疼痛，是为Lhermitte征。还可有自发性短暂由某一局部向一侧或双侧躯干及肢体扩散的强直性痉挛和疼痛发作，称为强直性疼痛性痉挛发作。累及脊髓后索时，患者多出现双腿感觉丧失，脚像踩在棉花上，有的像踩在玻璃渣上，刺痛难忍。也可有下肢力弱、痉挛和大小便排出障碍，约有50%的女性、80%的男性出现性功能障碍。神经检查确定节段后，磁共振往往可以发现病灶。

2.视神经脊髓型

又称视神经脊髓炎、Devic病。近来因其病理改变与多发性硬化相同而被视为它的一种临床类型。病变主要累及视神经、视交叉和脊髓（颈段与胸段）。本型可以视神经、视交叉损害为首发症状，也可以脊髓损害为首发症状，两者可相距数月甚至数年。也有两者同时损害者。起病可急可缓，视神经损害者表现为眼球运动时疼痛，视力减退或全盲，视神经乳头正常或苍白，常为双眼损害。视交叉病变主要为视野缺损。视乳头炎患者除视力减退外，还有明显的视神经乳头水肿。脊髓损害表现同脊髓型。

3.脑干小脑型

脑干症状表现为眩晕、复视、眼球震颤、核间性眼肌麻痹、构音不清、假性延髓麻痹或延髓麻痹、交叉性瘫痪或偏瘫。其中眼震及核间性眼肌麻痹是高度提示多发性硬化的两个重要体征。小脑症状表现可出现步态紊乱，走路时摇摇晃晃，蹒跚如醉酒样。患者手有细颤，取东西时，尤其是细小东西，或做精细动作显得笨拙。

4.大脑型

较少见。主要表现为偏瘫、双侧偏瘫、失语、癫痫发作、皮质盲，精神障碍常见的有情绪不稳定、不自主哭笑、多疑、木僵和智能减退等。由于多发性硬化病变的多灶特性，且不限于脊髓、大脑、小脑或脑干，故临床症状较复杂，混合型也不少见。

四、辅助检查

脑脊液细胞数,IgG 指数和 IgG 指数寡克隆带,诱发电位和磁共振成像 3 项检查对 MS 的诊断具有重要意义。

1.脑脊液(CSF)检查

为 MS 临床诊断提供重要依据,为其他方法无法替代。

(1)CSF 单核细胞数轻度增高或正常,一般在 15×10^6/L 以内,通常不超过 50×10^6/L,超过此值排除 MS。部分病例 CSF 蛋白轻度增高。

(2)IgG 鞘内合成:是临床诊断 MS 的一项重要辅助指标。MS 患者的 IgG 指数增高。

2.诱发电位

包括视觉诱发电位、脑干听觉诱发电位和体感诱发电位以及运动诱发电位,MS 患者大多有一项或多项异常。

3.影像学检查

CT 显示白质内多发性低密度灶,病灶主要分布在侧脑室周围。MRI 是检测 MS 最有效的辅助诊断方法,阳性率可达 36%～60%,明显优于 CT,且能发现 CT 难于显示的小脑、脑干、脊髓内的脱髓鞘病灶。

五、诊断和鉴别诊断

(一)诊断

主要根据临床表现进行诊断。

(1)以同时或先后相继出现两个以上互无联系的多源性脑、脊髓白质损害症状为主。

(2)病程迁延,有明显缓解-复发表现。病程在 6 个月以上且排除了与主要症状相关联的其他神经系统疾病。两次发作间隔至少 1 个月,每次持续 24h 以上。

(3)多见于青壮年,起病年龄多为 10～50 岁。

(4)已排除有关疾病如急性播散性脑脊髓炎和脑脊髓蛛网膜炎等。

(5)血和脑脊液免疫球蛋白有增高。

(6)视、听和体感诱发电位及 MRI 检查可显示早期异常。实验室检查对临床诊断有辅助意义。脑脊髓胶金试验呈麻痹曲线,华氏反应阴性;出现及 γ-球蛋白增高;提示中枢神经系统的躯体感觉、视觉、听觉等传导通路上可能病变;头颅 CT 可见脑室周围有病变影像。

（二）鉴别诊断

临床上常需与多发性硬化鉴别诊断的疾病如下。

1.急性播散性脑脊髓炎

病前多有感染病史。起病急，常伴发热，头痛剧烈，并可有脊神经根性疼痛，弛缓性四肢瘫，意识障碍及脑膜刺激征阳性，无缓解-复发病程，视神经损害较少见。

2.脑干脑炎

急性或亚急性起病，多呈一组解剖部位相邻的脑神经核及神经长束损害表现，无视神经损害，并无缓解与复发。

3.脊髓肿瘤

慢性起病，症状进行性加重，腰椎穿刺奎氏试验不通畅，脑脊液蛋白明显升高，MRI 可显示病变有占位效应。

六、治疗

尚无特效治疗。治疗原则为控制发作，阻止病情发展，对症支持治疗。

1.免疫抑制治疗

地塞米松 5～10mg 静脉滴注，每天 1 次，10～20 次后可改为口服；硫唑嘌呤 1.5～2.5mg/(kg·d)，分 3 次口服，可单独应用，也可与皮质激素联合应用；环磷酰胺 200mg，隔日静脉注射，7～10 次。免疫球蛋白 0.4g/(kg·d)静脉滴注，连用 3～5d。对复发-缓解型效果好。

2.血浆交换疗法

急性期可改善症状。

3.其他

地西泮对痛性痉挛有一定疗效。肢体瘫痪者可予物理和体育疗法。

第三节　急性播散性脑脊髓炎

急性播散性脑脊髓炎（ADEM）是广泛累及脑和脊髓白质的急性炎症性脱髓鞘疾病，又称感染后、出疹后或疫苗接种后脑脊髓炎。

一、病因和发病机制

本病为单相病程，症状和体征数日达高峰，与病毒感染有关，尤其是麻疹病毒或水痘-带状疱疹病毒。ADEM 的发病机制不清楚，可能是感染时炎症破坏了髓鞘,触发了机体对髓鞘碱性蛋白的反应,由于某些特定的条件或个体的特异性反应因而引发 ADEM。也可能是感染或免疫接种触发了过强的免疫反应而引起。

二、病理

ADEM 典型的病理所见为弥漫性比较对称的静脉周围的炎症及脱髓鞘病灶。ADEM 的特征性变化主要为强烈的炎性反应和血管周围的脱髓鞘现象。炎症的程度与病期和病程有关。

三、临床表现

(1)多见于儿童,也可见于成人。症状常出现在感染或疫苗接种后 1～3 周(4～30d),多为散发,无季节性,病情严重。

(2)临床神经病学症状和体征与病变累及的部位有关。脑炎型首发症状为头痛、发热、意识模糊。脑膜受累出现头痛、呕吐和脑膜刺激症等。脊髓炎型常见受损平面以下部分或完全性截瘫或四肢瘫、上升性麻痹、传导束性感觉障碍、不同程度的膀胱及肠麻痹。

(3)急性坏死性出血性脑脊髓炎,认为是 ADEM 的爆发型。病情也更为凶险,死亡率高。表现为急起高热、头痛、意识模糊或意识障碍进行性加重,不全偏瘫或四肢瘫。

四、辅助检查

1.脑脊液(CSF)检查

所见是非特异的。CSF 可表现有压力增高,中度淋巴细胞增多,蛋白轻至中度增加(一般$<$1g/L)。以 IgG 增高为主,寡克隆区带多为阳性。

2.脑电图(EEG)检查

一般为弥散性慢活动,偶也可正常。

3.CT 检查

显示白质内弥散性、多灶性、大片和斑片状低密度区。急性期呈明显增强效应。MRI 可见脑和脊髓白质内散在多发的 T_1 低信号、T_2 高信号区。特别是丘脑部位,有助于诊断。

4.细胞学检查

外周血可见白细胞增多,红细胞沉降率增快。

五、诊断和鉴别诊断

1.诊断

根据患者感染或疫苗接种后急性出现脑和脊髓受损的症状和体征，CSF中出现多核白细胞伴以红细胞，EEG广泛中度以上异常，神经影像学显示脑和脊髓内多发散在病灶等可作出临床诊断。

2.鉴别诊断

临床上与急性感染性脑膜炎或脑炎很难区分。只能根据病史，ADEM在感染和出现全脑症状之间有一段潜伏期。MRI的所见有一定的帮助，ADEM时往往出现多发的斑块状脱髓鞘病灶。这与单纯疱疹性脑炎主要累及颞叶内侧面，脑炎往往灰白质均受累是有区别的。ADEM与MS均为脱髓鞘病变，因此影像学很难区别，尤其是MS的首次发作，临床上也很难分。但ADEM往往有一段感染后的潜伏期，意识障碍在MS是非常罕见的，而却是ADEM的典型特征。

六、治疗

急性期应早期常用大剂量糖皮质类激素，抑制炎性脱髓鞘过程，减轻脑和脊髓的充血和水肿。静脉滴注甲基泼尼松龙500～1 000mg/d或地塞米松20mg/d冲击治疗，以后逐渐减量至口服。血浆置换或静脉给予免疫球蛋白0.4g/(kg・d)，连用3～5d。对重症患者有益。除上述治疗外，支持治疗非常重要。如体温、抽搐和颅内高压的控制，辅助呼吸，皮肤的保护，注意水电解质平衡，以及避免合并感染的发生和控制都非常重要，以给患者的恢复创造良好的条件。

七、预后

本病预后与发病诱因及病情轻重有关。ADEM为单相病程，历时数周，急性期通常为2周，大多数患者可以恢复。据报道，死亡率为5%～30%，存活者常遗留明显的功能障碍，儿童恢复后常伴有精神发育迟滞或癫痫发作。

第四节　急性出血性脑白质炎

急性出血性脑白质炎（AHLF）又称急性坏死性出血性白质脑病，也称Hurst病。是一种罕见的超急型中枢神经系统的炎性脱髓鞘疾病。表现为突然发病，进行性意识障碍，发热，一侧或双侧的锥体束损害，偶有癫痫发作，死亡率很高，常在数日内死亡。

一、病因和病理

病因未明。急性出血性脑白质炎常发生于上呼吸道感染后，有学者报道支原体 mycoplasma pneumoniae 及病毒感染都可引起，也有发生于细菌或病毒的疫苗注射后或接触某些药物引起。

病理特点是，大脑半球、脑室、脑干、小脑的白质中有多发的点状出血。受损区主要的组织学特征表现为反应性过强的炎症：小血管壁及其周围的坏死、纤维蛋白的浸渗；多发的点状，呈环形或球形的出血；重度的血管周围及弥散性以多形核白细胞为主的炎性浸润；围绕静脉的脱髓鞘，伴以或多或少小胶质细胞增生。

二、临床表现

1.发病年龄

常见于青壮年，男性比女性稍多。也可见于儿童。

2.前驱症状

多数患者在发病前 1～14d 有上呼吸道感染、单纯疱疹病毒感染史或发生于接种或注射疫苗后，少数患者没有前驱病史。前驱症状可有头痛、不适、无力、呕吐等。

3.发病形式

急骤发病，病情进展迅速。不少病例在 2～4d，甚至数小时死亡。

4.症状和体征

突发高热，颈项强直，精神混乱，四肢无力比发麻常见。偶见讲话困难，但失语罕见。患者情况很快恶化，出现定向障碍，烦躁不安，很快进入昏迷。患者可出现贾克森癫痫，如半侧抽搐或全身性抽搐。神经系统检查除意识障碍外，弛缓性不全偏瘫或不全四肢瘫伴有一侧或双侧锥体束征是最常见的体征。腱反射在发病时常常减低或消失。眼底检查一般视神经乳头边界清楚，但静脉充盈。偶可见到视神经乳头水肿及出血。脑神经受损提示脑干受累，少见。有约 1/3 的患者可见到局灶性或全身性抽搐。

三、辅助检查

1.血常规和红细胞沉降率检查

白细胞增多，一般可达(12～30)$\times 10^9$/L，以中性多核细胞占优势。红细胞沉降率多增快。

2.脑脊液(CSF)检查

CSF压力增高,外观清亮或稍呈乳白色,有时也可呈淡红色,白细胞计数达30～3 000/L,常混有红细胞,多形核白细胞占优势。蛋白中度增高,糖和氯含量一般正常。涂片及培养都未能发现病原菌。个别患者CSF未见异常。

3.EEG检查

常为弥散性慢活动,对侧半球慢波可能更显著。

4.CT检查

CT主要表现为低密度改变,可以夹杂点状高密度,CT增强时往往可以看到均匀或斑片状的增强,也有表现为球状或环状增强。

5.MRI检查

MRI可发现CT未能发现的病灶。MRI可见明显异常。MRI的T_1加权像可以看到白质呈广泛的低信号,脑室变小;T_2则呈高信号改变。

四、诊断和鉴别诊断

1.诊断

(1)发病前多有上呼吸道感染或发疹史。

(2)急骤发病,病情进展迅速,病情危重。

(3)急起高热,头痛,颈项强直,进行性意识障碍,一侧或双侧运动受累,有时有抽搐发作。

(4)血白细胞增多,CSF中白细胞增多,以多核占优势。CT或MRI往往可发现以大脑白质受累为主的多发病灶,CT和MRI的T_1加权像表现为低密度改变。

(5)病情进行性加重,病程短,预后差,死亡率高。

2.鉴别诊断

患者的临床表现不是特异性的,脑炎、ADEM、化脓性脑膜炎、脑脓肿、脑卒中、静脉窦血栓形成等都可以有类似表现。CSF中糖正常有助于鉴别化脓性疾病。与单纯疱疹性脑炎的鉴别也应想到,影像学检查应该比病毒的免疫学检查要及时。单纯疱疹性脑炎MRI检查时常可发现颞叶内侧面的长T_2病灶,而急性出血性白质脑炎颞叶白质往往被豁免。CSF的PCR检查,单纯疱疹性脑炎患者可以发现HSV-1的抗体增高,但与非疱疹性脑炎的鉴别则有一定的困难。急性脑血管病经影像学检查或CSF检查都比较容易排除。与ADEM的鉴别也有一定的困难,但ADEM的前驱疾病或疫苗注射与本病的发病中间往往有1～2周的潜伏期。而急性出血性白质脑炎则往往紧接上呼吸道感染的症状发生,但也有1/4的患者可有数天的无症状期。ADEM的外周血白细胞增多没有急性出血性白质脑炎显著，CSF中的白细胞往往淋巴细胞占优势，与后者的多核白细胞占优势是有区别的。

五、治疗

除支持治疗外，尚无特效治疗。包括原发病的治疗和对症治疗。因此除对症治疗如降颅压、减轻脑水肿、维持呼吸等外，积极的免疫抑制治疗如静脉注射免疫球蛋白、皮质类固醇、环磷酰胺、血浆置换治疗是必要的。对严重脑水肿发生脑疝的患者必要时采取开颅减压以挽救生命。

六、预后

预后极差。死亡率极高。

第五章　运动障碍疾病

第一节　进行性核上性麻痹

进行性核上性麻痹(PSP)又称 Steele-Richardson-Olszewski 综合征,是黑质致密部多巴胺(DA)能神经元和网状部 γ-氨基丁酸(GABA)能神经元严重受损导致的运动障碍疾病。

一、诊断

(一)临床表现

该病平均发病年龄为 55～70 岁,起病隐袭,男性稍多于女性。首发症状常为步态不稳和平衡障碍,常有跌倒。其次构音障碍,多为假性延髓性麻痹所致。患者可出现强直、少动和面肌张力增高使面部出现皱褶,表现为"惊奇"表情。

该病的典型表现是下视麻痹,对 PSP 的诊断具有特异性。大约 1/3 的患者有视物模糊、复视和眼部不适感。疾病初期眼球下视受限,出现双眼会聚不能和垂直眼震,检查眼球运动时出现齿轮样或跳跃式,眼球活动受限,眼球不自主固定注视某一点。

多数患者出现双侧较为对称的帕金森症状和运动障碍,而颈部肌张力异常出现颈部过伸位则是 PSP 的常见症状。患者还经常出现眼睑痉挛,同时伴或不伴眼睑失用。约半数患者出现智能障碍。症状和体征呈慢性渐进性加重。

(二)辅助检查

头部 MRI 扫描显示中脑萎缩以及 T_2 加权像脑干被盖和顶盖弥漫性高信号。PET 检查显示额叶皮质葡萄糖代谢率降低、纹状体 D_2 受体密度减少。但目前无确定的特征性改变。

(三)诊断标准及鉴别诊断

病史和体检结果对于 PSP 的临床诊断相当重要,但该病患者主诉的症状演变常缺乏系统性,而且症状多叠加在一起,早期诊断很困难。本病主要需与帕金森综合征、帕金森叠加综合征相鉴别。确诊需依据神经病理检查，临床诊断标准如下。

1.可能是PSP必备指标

发病年龄≥40岁，进行性加重。①垂直性核上性眼肌麻痹。②上下视变慢及发病1年内出现明显的步态紊乱伴跌倒。①、②具备一项且不存在能解释上述症状的其他疾病。

2.基本是PSP必备指标

发病年龄≥40岁，慢性进行性加重。垂直性或核上性眼肌麻痹和发病1年内出现明显的步态紊乱伴跌倒。不存在能解释上述症状的其他疾病。

3.确诊PSP必备指标

临床上诊断可能是或基本是PSP者，经组织病理学检查证实符合典型病理改变。

二、治疗

无特殊治疗方法。PSP涉及多种神经递质系统受损，采用神经递质替代疗法是临床治疗的基础。胆碱酯酶抑制药、毒扁豆碱、乙酰胆碱增强剂等未见明显疗效。有临床研究指出，左旋多巴/卡比多巴、金刚烷胺、咪哆吡以及阿米替林对该病有效。结果表明小剂量阿米替林(10～40mg，每天2次)可以改善PSP患者的运动障碍等症状，但用药剂量应个体化，单药应用比联合应用不良反应更小。也有学者认为联合服用左旋多巴和5-羟色胺受体阻滞药有助于改善患者对左旋多巴治疗的效果。

三、预后

经尸检证实该病平均存活时间是5～6.7年，经临床诊断的病例中，平均存活5.9～6.9年，主要死于肺炎。

第二节 帕金森病

帕金森病又称帕金森综合征，以黑质多巴胺能神经元变性为病理基础，临床表现主要是静止性震颤、肌强直、运动迟缓和姿势步态异常等。65岁以上老年人患病率约为2%。

一、病因

(1)年龄老化是促发因素。

(2)环境因素:MPTP 以及环境中与 MPTP 分子结构类似的工业或农业毒素可能是重要的病因之一。

(3)遗传因素:已经发现多个与帕金森病发病有关的基因。

二、发病机制

多巴胺和乙酰胆碱是纹状体内功能相互拮抗的两种递质,共同调节基底节环路的功能。帕金森病由于黑质多巴胺能神经元变性,导致纹状体内多巴胺含量显著降低,乙酰胆碱系统功能相对亢进,导致运动障碍的临床表现。导致黑质多巴胺能神经元变性死亡的确切发病机制尚不清楚,可能与氧化应激、线粒体功能缺陷、蛋白质错误折叠和聚集、胶质细胞增生和炎症反应等有关。

三、病理

光镜下可见黑质神经元脱失,残留细胞中有路易小体形成,周围有胶质细胞增生。

四、临床表现

帕金森病多见于 50 岁以后发病,起病缓慢,逐渐进展。常自一侧上肢开始,逐渐扩展到同侧下肢、对侧上肢及下肢。患者早期以肢体震颤、强直和运动迟缓为主,中晚期可出现姿势和步态异常。帕金森病的临床表现包括运动障碍症状(静止性震颤、肌强直、运动迟缓以及姿势步态异常)和非运动症状(自主神经损伤和认知障碍等)。静止性震颤、肌强直、运动迟缓以及姿势步态异常被认为是帕金森病的“核心症状”。

(一)震颤

以静止性震颤为主,部分伴有姿势性和动作性震颤。震颤频率为 4～6Hz。多自肢体远端开始。手部可表现为规律性的手指屈曲和拇指的“搓丸样”对掌动作。震颤在肢体静止放松时明显,随意运动时可减轻。部分患者震颤可累及下颌、口、唇、舌及头部等。

(二)肌强直

伸肌和屈肌张力均增高,呈“铅管样肌强直”;合并震颤时表现为“齿轮样肌强直”,即伸屈肢体时感到持续阻力伴有断续的停顿感。严重肌强直可导致腰痛、关节痛、肢体疼痛等,容易误诊为骨关节病。

(三)运动迟缓和运动减少

这是容易忽略的表现。是否有随意运动的减少和迟缓对于帕金森病的诊断是关键点。患者日常生活中经常做的一些动作出现缓慢。行走中的肢体联带动作减少,精细动作困难。写字出现越写越小的“写字过小征”。面部表情减少、瞬目动作少、双眼凝视,呈“面具脸”。出现言语缓慢、声调低沉,吞咽缓慢、困难等。

(四)自主神经功能障碍

常有便秘、尿频、排尿不畅,以后可出现尿失禁及性功能障碍。中晚期患者可出现直立性低血压表现,汗液分泌异常,头面部皮脂分泌增多。

(五)精神障碍和认知功能障碍

多数患者合并抑郁。中晚期患者出现认知障碍,部分患者合并痴呆,以皮质下痴呆为主。

五、辅助检查

采用 SPECT 和 PET 等功能影像方法有助于帕金森病的诊断、鉴别诊断等,示踪剂包括多巴胺受体示踪剂和多巴胺转运体示踪剂等。头 MRI 检查则有助于本病与其他帕金森综合征鉴别诊断。

六、诊断和鉴别诊断

(一)诊断

帕金森病的诊断需根据病史、是否具有核心症状和体征等综合分析判断,需要排除其他帕金森综合征等,临床诊断的准确性为 70%～80%,必要时结合功能影像方法可以提高准确度。诊断要点包括:中老年以后隐袭起病、缓慢进展,具有静止性震颤、肌强直、运动迟缓和姿势反射异常等表现(一般需具有上述 4 项中的 2 项或 2 项以上),病史中无脑炎、中毒、脑血管疾病、脑外伤、服用抗精神病药物史等。

(二)鉴别诊断

1.继发性帕金森综合征

有明确的病因,如药物、中毒、感染、外伤和脑卒中等。

(1)药物性:与帕金森病在临床上表现很难区别,重要的是有无吩噻嗪类、丁酰苯类、利血平、锂剂、α-甲基多巴、甲氧氯普胺、氟桂利嗪等用药史。

(2)中毒性:以一氧化碳和锰中毒较为多见,其他有MPTP、甲醇、汞、氰化物中毒等。

(3)脑炎后:甲型脑炎、乙型脑炎在病愈期也可能呈现帕金森综合征。

(4)外伤性:在频繁遭受脑震荡的患者中较多见。

(5)血管性:多由脑血管病变,如多发性腔隙性脑梗死、基底核腔隙状态、淀粉样血管病及皮质下白质脑病等引起。

2.帕金森叠加综合征

(1)多系统萎缩(MSA):又称多系统变性,病变累及基底节、脑桥、橄榄、小脑和自主神经系统,临床上除具有帕金森病的锥体外系症状外,尚有小脑系统、锥体系统及自主神经系统损害的多种临床表现。而且绝大多数患者对左旋多巴反应不敏感。

(2)进行性核上性麻痹(PSP):表现为步态姿势不稳、平衡障碍、易跌倒、构音障碍、核上性眼肌麻痹、运动迟缓和肌强直。

(3)皮质基底节变性(CBGD):除表现为肌强直、运动迟缓、姿势不稳、肌阵挛外,尚可表现为皮质复合感觉消失、一侧肢体失用、失语和痴呆等皮质损害症状。

七、治疗

目前,在帕金森病的各种治疗方法中仍以药物治疗最为有效。①掌握好用药时机,若疾病影响患者的日常生活和工作能力时可进行药物治疗。②坚持“细水长流,不求全效”的用药原则。

(一)药物治疗

通过维持纹状体内乙酰胆碱和多巴胺两种神经递质的平衡,使临床症状得以改善。

1.抗胆碱药

适用于震颤突出且年龄较轻的患者。常用药物为安坦,青光眼和前列腺肥大者禁用。长期使用抗胆碱药物可影响记忆功能,对老年患者尤应引起注意。

2.金刚烷胺

适用于轻症患者。

3.多巴胺替代疗法

可补充黑质纹状体内多巴胺的不足,是帕金森病最重要的治疗方法。由于多巴胺不能通过血脑屏障,采用替代疗法补充其前体左旋多巴,左旋多巴进入脑内被多巴胺能神经元摄取后脱羧转化为多巴胺而发挥作用。复方左旋多巴系由左旋多巴和外周多巴胺脱羧酶抑制剂组成。长期(5～12年)服用左旋多巴出现的主要并发症有症状波动、运动障碍(异动症)。①症状波动:疗效减退或剂末恶化,即每次用药有效时间缩短,症状随血药浓度发生规律性波动。开关现象,即症状在突然缓解(开期)与加重(关期)间波动。②异动症:又称运动障碍,表现为舞蹈症或手足徐动样不自主运动、肌强直或肌阵挛,可累及头面部、四肢和躯干,有时表现为单调刻板的不自主动作或肌张力障碍。

4.多巴胺受体激动药

多巴胺受体激动药通过直接刺激突触后膜多巴胺受体而发挥作用。常用药物有溴隐亭、培高利特、吡贝地尔和普拉克索等。

5.单胺氧化酶B抑制药

可阻止多巴胺降解,增加脑内多巴胺含量,常用药为司来吉米。

6.儿茶酚-氧位-甲基转移酶抑制药

通过抑制左旋多巴在外周代谢,维持左旋多巴血浆浓度的稳定。该类药物单独使用无效,需与多巴丝肼或息宁等合用方可增强疗效,减少症状波动反应。常用的有托卡朋、恩托卡朋。

(二)其他治疗

(1)外科治疗:目前开展的手术有苍白球毁损术、丘脑毁损术、脑深部电刺激术(DBS)等。

(2)细胞移植治疗及基因治疗。

(3)康复治疗。

第三节　小舞蹈病

小舞蹈病(CM)又称风湿性舞蹈病或Sydenham舞蹈病,由Sydenham首先描述,是风湿热在神经系统的常见表现。本病多见于儿童和青少年,其临床特征为不自主的舞蹈样动作、肌张力降低、肌力减弱、自主运动障碍和情绪改变。本病可自愈,但复发并不少见。

一、病因和发病机制

本病的发病与A型β-溶血性链球菌感染有关。属自体免疫性疾病。约30%的病例在风湿热发作或多发性关节炎后2～3个月发病,通常无近期咽痛或发热史，部分患者咽拭子培养 A 型溶血性链球菌阳性；血清可检出抗神经元抗体，与尾状核、丘脑底核等部位神经元抗原起反应，抗体滴度与本病的转归有关，提示可能与自身免疫反应有关。本病好发于围青春期，女性多于男性，一些患者在妊娠或口服避孕药时复发，提示与内分泌改变也有关系。

二、病理

病理改变主要是黑质、纹状体、丘脑底部及大脑皮质可逆性炎性改变和神经细胞弥漫性变性，神经元丧失和胶质细胞增生。有的病例可见散在动脉炎、栓塞性小梗死。约 90%的尸检病例可发现风湿性心脏病证据。

三、临床表现

（一）发病年龄及性别

发病年龄多在 5～15 岁，女多于男，男女发病之比约为 1∶2。

（二）起病形式

大多数为亚急性或隐袭起病，少数可急性起病。大约 1/3 的病例舞蹈症状出现前 2～6 个月或更长的时间内有 β-溶血性链球菌感染史，曾有咽喉肿痛、发热、多关节炎、心肌炎、心内膜炎、心包炎、皮下风湿结节或紫癜等临床症状和体征。

（三）早期症状

早期症状常不明显，不易被察觉。患儿表现为情绪不稳、焦虑不安、易激动，注意力分散、学习成绩下降，动作笨拙，步态不稳，手中物品时常坠落，行走摇晃不稳等。其后症状日趋明显，表现为舞蹈样动作和肌张力改变等。

（四）舞蹈样动作

可急性或隐袭出现，常为双侧性，可不规则，变幻不定，突发骤止，约 20%患者可为偏侧或甚至更为局限。在情绪紧张和作自主运动时加重，安静时减轻，睡眠时消失。常在 2～4 周内加重，3～6 个月内自行缓解。

(1)面部症状最明显，表现挤眉、弄眼、噘嘴、吐舌、扮鬼脸等。

(2)肢体表现为一种快速的不规则、无目的的不自主运动，常起于一肢，逐渐累及一侧或对侧，上肢比下肢明显，上肢各关节交替行伸直、屈曲、内收等动作，下肢步态颠簸、行走摇晃、易跌倒。

(3)躯干表现为脊柱不停地弯、伸或扭转，呼吸也可变得不规则。

(4)头颈部的舞蹈样动作表现为摇头耸肩或头部左右扭转。伸舌时很难维持，舌部不停地扭动，软腭或其他咽肌的不自主运动可致构音、吞咽障碍。

（五）体征

(1)肌张力及肌力减退，膝反射常减弱或消失。肢体软弱无力，与舞蹈样动作、共济失调一起构成小舞蹈病的三联征。

(2)旋前肌征：由于肌张力和肌力减退导致当患者举臂过头时，手掌旋前。

(3)舞蹈病手姿：当手臂前伸时，因张力过低而呈腕屈、掌指关节过伸，伴手指弹钢琴样小幅舞动。

(4)挤奶妇手法(或称盈亏征)：若令患者紧握检查者第2、第3手指，检查者能感到患者的手时紧时松，握力不均，时大时小。

(5)约1/3患者会有心脏病征，包括风湿性心肌炎、二尖瓣回流或主动脉瓣关闭不全。

（六）精神症状

可有失眠、躁动、不安、精神错乱、幻觉、妄想等精神症状，称为躁狂性舞蹈病。有些病例精神症状可与躯体症状同样显著，以致呈现舞蹈性精神病。随着舞蹈样动作消除，精神症状很快缓解。

四、辅助检查

（一）血清学检查

白细胞增多，红细胞沉降率加快，C反应蛋白效价提高，黏蛋白增多，抗链球菌溶血素“O”滴度增加。由于小舞蹈病多发生在链球菌感染后2～3个月，甚至6～8个月，故不少患者发生舞蹈样动作时链球菌血清学检查常为阴性。

（二）咽拭培养

检查可见A型溶血型链球菌。

（三）脑电图

无特异性，常为轻度弥漫性慢活动。

（四）影像学检查

部分患者头部CT可见尾状核区低密度灶及水肿，MRI显示尾状核、壳核、苍白球增大，T_2加权像显示信号增强，PET可见纹状体呈高代谢改变，但症状减轻或消失后可恢复正常。

五、诊断

凡学龄期儿童有风湿病史和典型舞蹈样症状，结合实验室及影像学检查通常可以诊断。

六、治疗

（一）一般处理

急性期应卧床休息，保持环境安静，避免强光或其他刺激，给予足够的营养支持。

（二）病因治疗

确诊本病后，无论病症轻重，均应使用青霉素或其他有效抗生素治疗，10～14d为一疗程。同时给予水杨酸钠或泼尼松，症状消失后再逐渐减量至停药，目的是最大限度地防止或减少本病复发，并控制心肌炎、心瓣膜病的发生。

1.抗生素

青霉素：首选40万～80万U，每天1～2次，2周一疗程，也可用红霉素、头孢菌素类药物治疗。

2.阿司匹林

0.1～1.0g，每天4次，小儿按0.1g/kg计算，症状控制后减量，维持6～12周。

3.激素

风湿热症状明显时，泼尼松每天10～30mg，分3～4次口服。

（三）对症治疗

(1)首选氟哌啶醇0.5mg开始，每天口服2～3次，以后逐渐加量。

(2)氯丙嗪：12.5～50mg，每天2～3次。

(3)苯巴比妥：0.015～0.03g，每天2～4次。

(4)地西泮：2.5～5mg，每天2～4次。

七、预后

本病预后良好，可完全恢复而无任何后遗症状，大约20%的病例死于心脏并发症，35%的病例于数月或数年后复发。个别病例舞蹈症状持续终生。

第四节　肝豆状核变性

一、概述

肝豆状核变性又称Wilson病（WD），是以铜代谢障碍为特征的常染色体隐性遗传病。由于WD基因（位于13q14.3）编码的蛋白（ATP7B酶）突变，导致血清铜蓝蛋白合成不足以及胆管排铜障碍，血清自由态铜增高，并在肝、脑、肾等器官沉积，出现相应的临床症状和体征。本病好发于青少年，临床表现为铜代谢障碍引起的肝硬化、基底节变性等多脏器病损。该病是全球性疾病，世界范围的患病率约为30/100万，我国的患病率及发病率远高于欧美。

二、临床表现

（一）肝脏症状

以肝病作为首发症状者占40%～50%，儿童患者约80%发生肝脏症状。肝脏受累程度和临床表现存在较大差异，部分患者表现为肝炎症状，如倦怠、乏力、食欲不振，或无症状的转氨酶持续增高；大多数患者表现为进行性肝肿大，继而进展为肝硬化、脾肿大、脾功能亢进，出现黄疸、腹水、食管静脉曲张及上消化道出血等；一些患儿表现为暴发性肝衰竭伴有肝铜释放入血而继发的Coomb阴性溶血性贫血。也有不少患者并无肝肿大，甚至肝缩小。

（二）神经系统症状

以神经系统症状为首发的患者占40%～59%，其平均发病年龄比以肝病首发者晚10年左右。铜在脑内的沉积部位主要是基底节区，故神经系统症状突出表现为锥体外系症状。最常见的症状是以单侧肢体为主的震颤，逐渐进展至四肢，震颤可为意向性、姿位性或几种形式的混合，震幅可细小或较粗大，也有不少患者出现扑翼样震颤。肌张力障碍常见，累及咽喉部肌肉可导致言语不清、语音低沉、吞咽困难和流涎；累及面部、颈、背部和四肢肌肉引起动作缓慢僵硬、起步困难、肢体强直，甚至引起肢体或(和)躯干变形。部分患者出现舞蹈样动作或手足徐动症。WD患者的少见症状是周围神经损害、括约肌功能障碍、感觉症状。

（三）精神症状

精神症状的发生率为10%～51%。最常见为注意力分散，导致学习成绩下降、失学。其余还有：情感障碍，如暴躁、欣快、兴奋、淡漠、抑郁等；行为异常，如生活懒散、动作幼稚、偏执等，少数患者甚至自杀；还有幻觉、妄想等。极易被误诊为精神分裂症、躁狂抑郁症等精神疾病。

（四）眼部症状

具有诊断价值的是铜沉积于角膜后弹力层而形成的Kayser-Fleischer(K-F)环，呈黄棕色或黄绿色，以角膜上、下缘最为明显，宽1.3mm左右，严重时呈完整的环形。应行裂隙灯检查予以肯定和早期发现。7岁以下患儿此环少见。

（五）肾脏症状

肾功能损害主要表现为肾小管重吸收障碍，出现血尿（或镜下血尿）、蛋白尿、肾性糖尿、氨基酸尿、磷酸盐尿、尿酸尿、高钙尿。部分患者还会发生肾钙质沉积症和肾小管性酸中毒。持续性氨基酸尿可见于无症状患者。

（六）血液系统症状

主要表现为急性溶血性贫血，推测可能与肝细胞破坏致铜离子大量释放入血，引起红细胞破裂有关。还有继发于脾功能亢进所致的血小板、粒细胞、红细胞减少，以鼻出血、牙龈出血、皮下出血为临床表现。

（七）骨骼肌肉症状

约2/3的患者出现骨质疏松，还有较常见的是骨及软骨变性、关节畸形、X形腿或O形腿、病理性骨折、肾性佝偻病等。少数患者发生肌肉症状，主要表现为肌无力、肌痛、肌萎缩。

（八）其他

其他病变包括：皮肤色素沉着、皮肤黝黑，以面部和四肢伸侧较为明显；鱼鳞癣、指甲变形。内分泌紊乱如葡萄糖耐量异常、甲状腺功能低下、月经异常、流产等。少数患者可发生急性心律失常。

三、诊断

（一）需进一步检查者

任何患者，特别是40岁以下者发现有下列情况应怀疑WD，需进一步检查。

(1)其他病因不能解释的肝脏疾病、持续血转氨酶增高、持续性氨基酸尿、暴发性肝炎合并溶血性贫血。

(2)其他病因不能解释的神经系统疾病，特别是锥体外系疾病；精神障碍。

(3)家族史中有相同或类似疾病的患者，特别是近亲，如同胞、堂兄弟姐妹或姨兄弟姐妹等。

（二）实验室及其他检查

对疑似患者应进行下列检查，以排除或肯定WD的诊断。

1.实验室检查

对所有疑似患者都应进行下列检查。

(1)血清铜蓝蛋白(CP)：CP降低是诊断WD的重要依据之一。成人CP正常值为270～370mg/L(27～37mg/dL)，新生儿的血清CP为成人的1/5，此后逐年增长,至3～6岁时达到成人水平。96%～98%的WD患者CP降低,其中90%以上显著降低(0.08g/L以下),甚至为零。杂合子的CP值多在0.10～0.23g/L,但CP正常不能排除该病的诊断。

(2)尿铜:尿铜增高也是诊断WD的重要依据之一。正常人每天尿铜排泄量为0.047～0.55μmol/24h(3～35μg/24h)。未经治疗的WD患者尿排铜量可略高于正常人甚至达正常人的数倍至数十倍,少数患者也可正常。

(3)肝铜量:肝铜测定是诊断WD最重要的生化证据,但肝穿刺为创伤性检查,目前尚不能作为常规的检测手段。

(4)血清铜:正常成人血清铜为11～22μmol/L(70～140μg/dL),90%的WD患者血清铜降低,<9.4μmol/L(60μg/dL)有诊断价值。需注意,肾病综合征、严重营养不良和失蛋白肠病也出现血清铜降低。

2.影像学检查

颅脑CT多显示双侧对称的基底节区、丘脑密度减低,多伴有不同程度的脑萎缩。MRI多于基底节、丘脑、脑干等处出现长T_1、长T_2异常信号,约34%伴有轻至中度脑萎缩,以神经症状为主的患者CT及MRI的异常率显著高于以肝症状为主的WD患者。影像学检查虽无定性价值,但有定位及排除诊断的价值。

(三)诊断标准

(1)肝、肾病史:肝、肾病征和(或)锥体外系病征。

(2)铜生化异常:主要是CP显著降低(<0.08g/L);肝铜增高(237.6μg/g肝干重);血清铜降低(<9.4μmol/L);24h尿铜增高(>1.57μmol/24h)。

(3)角膜K-F环阳性。

(4)阳性家族史。

(5)基因诊断。

符合(1)、(2)、(3)或(1)、(2)、(4)可确诊WD;符合(1)、(3)、(4)而CP正常或略低者为不典型WD(此种情况少见);符合上述(1)～(4)条中的2条,很可能是WD[若符合(2)、(4)可能为症状前患者],此时可参考脑MRI改变、肝脏病理改变、四肢骨关节改变等。

基因诊断虽然是金标准,但因WD的突变已有200余种,因此基因检测目前仍不能作为常规检测方法。

四、治疗

（一）治疗目的

(1)排除积聚在体内组织过多的铜。

(2)减少铜的吸收，防止铜在体内再次积聚。

(3)对症治疗，减轻症状，减少畸形的发生。

（二）治疗原则

1.早期和症状前治疗

越早治疗越有利于减轻或延缓病情发展，尤其是症状前患者。同时应强调本病是唯一治疗有效的疾病，但应坚持终身治疗。

2.药物治疗

(1)螯合剂：①右旋青霉胺：是首选的排铜药物，尤其是以肝脏症状为主者。以神经症状为主的患者服用青霉胺后1～3个月内症状可能恶化，而且有37%～50%的患者症状会加重，且其中又有50%不能逆转。使用前需行青霉素皮试，阴性者方可使用。青霉胺用作开始治疗时剂量为15～25mg/kg，宜从小剂量开始，逐渐加至治疗剂量。然后根据临床表现和实验室检查指标决定逐渐减量至理想的长期维持剂量。本药应在进餐前2h服用。青霉胺促进尿排铜效果肯定，10%～30%的患者发生不良反应。青霉胺的不良反应较多，如发热、皮疹、胃肠道症状、多发性肌炎、肾病、粒细胞减少、血小板降低、维生素 B_6 缺乏、自身免疫疾病(类风湿关节炎和重症肌无力等)。补充维生素 B_6 对预防一些不良反应有益。②曲恩汀或三乙撑四胺双盐酸盐：本药排铜效果不如青霉胺，但不良反应低于青霉胺。250mg，每天4次，于餐前1h或餐后2h服用。本药适用于不能使用青霉胺的WD患者。③其他排铜药物：包括二巯基丙醇(BAL，因不良反应大已少用)、二巯基丁二酸钠(Na-DMS)、二巯基丁二酸胶囊、二巯基丙磺酸钠(DMPS)等重金属离子螯合剂。

(2)阻止肠道对铜吸收和促进排铜的药物：①锌制剂：锌制剂的排铜效果低于和慢于青霉胺，但不良反应少，是用于WD维持治疗和症状前患者治疗的首选药物；也可作为其他排铜药物的辅助治疗。常用的锌剂有硫酸锌、醋酸锌、甘草锌、葡萄糖酸锌等。锌制剂应饭后服药，不良反应有胃肠道刺激、口唇及四肢麻木、烧灼感。锌剂(以醋酸锌为代表)的致畸作用被FDA定为A级，即无风险。②四硫钼酸胺(TTM)：该药能在肠道内与蛋白和铜形成复合体排出体外，可替代青霉胺用作开始的驱铜治疗。

(3)对症治疗：非常重要，应积极进行。神经系统症状，特别是锥体外系症状、精神症状、肝病、肾病、血液和其他器官的病损，应给予相应的对症治疗。脾肿大合并脾功能亢进者，特别是引起血液3种系统都降低者应行脾切除手术；对晚期肝衰竭患者肝移植是唯一有效的治疗手段。

3.低铜饮食治疗

避免摄入高铜食物，如贝类、虾蟹、动物内脏和血、豆类、坚果类、巧克力、咖啡等，勿用铜制炊具；可给予高氨基酸或高蛋白饮食。

第六章 头痛

第一节 偏头痛

偏头痛是临床最常见的原发性头痛，患病率高，通常认为在5%～10%。其临床特征是病程长、呈发作性，多为偏侧，偶为双侧或两侧交替出现，搏动样头痛，程度为中重度，一般持续数小时至5d不等，每次发作的部位、疼痛程度和持续时间可不一致，偶伴有恶心、呕吐。光声刺激、不良情绪和日常活动均可加重头痛，安静环境、休闲尤其是睡眠，可有效缓解头痛。

一、病因

偏头痛的病因目前尚不明确，综合来看与下列因素有关。

（一）内因

偏头痛具有遗传易感性，约60%的偏头痛患者有家族史，其亲属出现偏头痛的风险是一般人群的3～6倍。家族性偏头痛（FHM）呈高度外显率的常染色体显性遗传，FHM-Ⅰ为CACNAIA基因突变，定位在19p13；FHM-Ⅱ为ATP1A2基因突变，定位在1q21-31；FHM-Ⅲ为SCNIA基因突变，定位在2q24。本病女性多于男性，多在青春期发病，月经期容易发作，妊娠期或绝经后发作减少或停止。提示内分泌和代谢因素参与偏头痛的发作。

（二）外因

偏头痛发作可由进食某些食物和药物诱发。如包括含酪胺的奶酪、含亚硝酸盐的肉类和腌制食品、含苯乙胺的巧克力、含谷氨酸钠的食品添加剂及葡萄酒等；药物包括口服避孕药和血管扩张药如硝酸甘油等。环境因素如高温、寒冷、噪声、强光、强电磁辐射、过劳、应激以及应激后的放松、睡眠过多或过少、禁食水、紧张、情绪不稳等也是偏头痛的诱发因素。

二、发病机制

偏头痛的发病机制没有定论，目前有说服力的主要有以下学说。

（一）血管学说

该学说认为偏头痛是原发性血管疾病。颅内血管收缩引起偏头痛先兆症状，如眼前发黑、视物模糊、困乏烦躁等，随后由于循环不畅，导致各种代谢产物在血管外堆积，刺激血管扩张导致搏动性的头痛产生。颈动脉压迫、血管收缩剂麦角生物碱如麦角胺咖啡因可缓解偏头痛支持这一理论。

（二）神经学说

该学说认为偏头痛是原发性神经功能紊乱性疾病。偏头痛先兆是由扩展性皮质抑制（CSD）引起。CSD是指各种有害刺激引起的起源于大脑后部皮质（枕叶）的神经电活动抑制带，此抑制带向邻近皮质扩展，并伴随出现扩展性血量减少；并非是按照脑动脉分布扩展，而是按照大脑皮质细胞构筑模式进行，向前扩展一般不超过中央沟。CSD能很好地解释偏头痛先兆症状。另外，5-羟色胺（5-HT）能神经元广泛地分布于脑内，许多有效抗偏头痛药可作为中枢性5-HT受体激动药或部分激动剂起作用，这提示神经功能紊乱参与偏头痛的发作过程。

（三）三叉神经血管学说

该学说是近年来最为流行并受到广泛重视的理论。其解剖生理基础是三叉神经血管复合体。颅内痛觉敏感组织如脑血管、脑膜血管、静脉窦，其血管周围神经纤维随三叉神经眼支进入三叉神经节，或从后颅窝进入1、2脑神经（C_1、C_2）后根；两者在三叉神经节和C_1、C_2脊神经节换元后，发出神经纤维至三叉神经颈复合体，后者由三叉神经脊束核尾端与C_1、C_2后角构成；三叉神经颈复合体发出神经纤维，经脑干交叉后投射至丘脑。该学说的周围疼痛机制认为三叉神经节损害可能是偏头痛产生的神经基础。当三叉神经节及其纤维受刺激时，可引起P物质、降钙素基因相关肽（CGRP）和其他神经肽释放增加。这些活性物质作用于邻近脑血管壁，可引起血管扩张而出现搏动性头痛，还可使血管通透性增加，血浆蛋白渗出，产生无菌性炎症，并刺激痛觉纤维传入中枢，形成恶性循环。已有研究显示，5-HT受体激动药曲普坦类制剂可通过作用于三叉神经颈复合体的5-HT1B、5-HT1D和5-HT1F受体，终止偏头痛急性发作；CGRP受体拮抗药微量渗入三叉神经颈复合体可有效抑制三叉神经血管系统痛觉信息的传递；曲普坦类微量渗入丘脑腹后内侧核后，也可通过5-HT1B或5-HT1D受体终止头痛发作。

三、临床表现

偏侧头痛是此病的突出症状，多自幼起病，中青年期达发病高峰，多以失眠、劳累、饮酒或不良情绪刺激为诱因，疼痛多位于头部一侧，以颞部最突出，呈波动性跳疼，以中、重度者居多，严重者因难以忍受甚至有自杀的念头和行动。多数患者伴有恶心，少数可有呕吐，持续时间为数小时至5d，轻者经睡眠后可以缓解，重者需经医治。此病可呈周期性发作，也有间歇期长达数月甚至数年，女性多见，男女患者比例约为1∶(2～3)，常有遗传背景。

(一)偏头痛

是最常见的偏头痛类型，约占80%。临床表现为反复发作的一侧或双侧额颞部搏动性疼痛，疼痛持续时间不等，诱因也不固定，常伴有烦躁、恶心、呕吐、畏光、畏声、出汗、全身不适、头皮触痛等症状。在女性患者中多与月经有明显的关系。

(二)有先兆偏头痛

约占偏头痛患者的10%。部分患者发作前数小时至数日可有烦躁、倦怠、注意力不集中等前驱症状。其突出的临床表现是，在头痛之前或头痛发生时，先兆是可逆的局灶性神经系统症状，多为视觉异常，其次是感觉、言语和运动的缺损。最常见为视觉先兆，为双眼同向症状，如视物模糊、暗点、闪光、亮点亮线或视物变形；偶为感觉症状多呈面—手区域分布；语言和动作先兆少见。先兆症状一般在5～20min逐渐明显，持续不超过60min；多为一种先兆症状，偶有不同先兆接连出现。头痛在先兆同时或60min内可发生，表现为一侧或双侧额颞部或眶眼后搏动性疼痛，常伴有恶心、呕吐，畏光或畏声，面色苍白，出汗，烦躁和疲劳感，偶见颞动脉突出、颜面部水肿等。活动、言语交谈及不良情绪刺激均能使症状加重，休息尤其是睡眠可缓解。头痛可持续4～72h，消退后可有疲劳、倦怠、烦躁、无力和食欲差等症状，多在1～2h后常可好转。

1.伴典型先兆的偏头痛性头痛

为最常见的有先兆偏头痛类型，先兆表现为完全可逆的视觉、感觉或语言症状，但无肢体无力即为伴典型先兆的偏头痛。若与先兆同时或先兆后60min内发生的头痛表现不符合偏头痛特征，则称为伴典型先兆的非偏头痛性头痛；若先兆后60min内不出现头痛，则称为典型先兆不伴头痛。后两者应注意与短暂性脑缺血性发作鉴别。

2.偏瘫性偏头痛

临床少见。先兆除必须有运动无力症状外，还应包括视觉、感觉和语言3种先兆之一，先兆症状持续 5min～24h，症状呈完全可逆性，在先兆同时或先兆 60min 内出现符合偏头痛特征的头痛。如在偏瘫性偏头痛患者的一级或二级亲属中，至少有一人具有包括运动无力的偏头痛先兆，则称为家族性偏瘫性偏头痛；若无，则称为散发性偏瘫性偏头痛。

3.基底型偏头痛

单纯的基底型偏头痛临床更少见。先兆症状明显源自于脑干和（或）两侧大脑半球，临床可见构音障碍、眩晕、耳鸣、听力减退、复视、双眼鼻侧及颞侧视野同时出现视觉症状、共济失调、意识障碍、双侧同时出现感觉异常，但无运动无力症状。在先兆同时或先兆 60min 内出现符合偏头痛特征的头痛，常伴恶心、呕吐。

（三）视网膜性偏头痛

为反复发生的完全可逆的单眼视觉障碍，包括闪烁、暗点或失明，并伴偏头痛的发作，在发作间期眼科检查正常。与基底型偏头痛视觉先兆症状累及双眼不同，视网膜性偏头痛视觉状况仅局限于单眼，不伴有脑干或大脑半球的神经缺失或刺激状况。

（四）常为偏头痛前驱的儿童周期性综合征

可视为偏头痛等位症，临床可见周期性呕吐、反复发作的腹部疼痛，伴恶心即腹型偏头痛、良性儿童期发作性眩晕。发作时不伴有头痛，随着时间的推移可发生偏头痛。

（五）偏头痛并发症

1.慢性偏头痛

偏头痛每月发作超过 15d，连续 3 个月或 3 个月以上，并排除药物过量及头颅其他器官病变如鼻窦炎等引起的头痛，可考虑为慢性偏头痛。

2.偏头痛持续状态

偏头痛发作持续时间≥72h，而且头痛程度较严重，但其间可有因睡眠或药物应用获得的短暂缓解期。

3.无梗死的持续先兆

有先兆偏头痛患者在一次发作中出现一种先兆或多种先兆症状持续 1 周以上，多为双侧性；本次发作其他症状与以往发作类似；需行神经影像学检查以排除脑梗死病灶。

4.偏头痛性脑梗死

越来越多的证据表明，偏头痛与缺血性脑卒中关系密切。偏头痛性脑梗死诊断要点包括：①有先兆偏头痛，患者本次发作与之前的典型发作相同，且有一种或多种先兆症状持续超过60min。②神经影像学检查显示相关脑区存在缺血性梗死灶。③除外其他原因。

5.偏头痛诱发的痫样发作

极少数情况下偏头痛先兆症状可触发痫性发作,且痫性发作发生在先兆症状中或1h以内。

(六)眼肌麻痹性偏头痛

临床表现为反复发作的偏头痛样头痛,头痛发作同时或4d内出现头痛侧眼肌麻痹,动眼神经最常受累,常有上睑下垂、瞳孔扩大,部分病例可同时累及滑车神经和外展神经。眼肌麻痹性偏头痛患者头痛持续1周或1周以上,头痛至出现眼肌麻痹的潜伏期最长可达4d。部分患者MRI增强扫描可提示受累动眼神经有反复发作的脱髓鞘改变。此类患者建议按照脱髓鞘病处理。

四、诊断

根据偏头痛发作的临床表现、神经系统查体、家族史,通常可作出临床诊断。脑部CT、CTA、MRI、MRA、LP检查可以排除脑血管疾病、颅内动脉瘤、占位性病变和颅内炎症等颅内器质性疾病。2004年HIS制定偏头痛诊断标准如下。

(一)无先兆偏头痛诊断标准

(1)符合(2)～(4)特征的至少5次发作。

(2)头痛发作(未经治疗或治疗无效)持续4～72h。

(3)至少有下列中的2项头痛特征:①单侧性。②搏动性。③轻度或中度头痛。④日常活动(如步行或上楼梯)会加重头痛,或头痛时会主动避免此类活动。

(4)头痛过程中至少伴有下列1项:①恶心和(或)呕吐。②畏光、畏声。

(5)不能归因于其他疾病。

(二)伴典型先兆的偏头痛性头痛诊断标准

(1)符合(2)～(4)特征的至少2次发作。

(2)先兆至少有下列的1种表现,但没有运动无力症状:①完全可逆的视觉症状,包括阳性表现(如闪光、亮点或亮线)和(或)隐形表现(如视野缺损)。②完全可逆的感觉异常,包括阳性表现(如针刺感)和(或)阴性表现(如麻木)。③完全可逆的言语功能障碍。

(3)至少满足以下2项:①同向视觉症状和(或)单侧感觉症状。②至少1个先兆症状逐渐发展的过程≥5min,和(或)不同的先兆症状接连发生,过程≥5min。③每个先兆状态持续5～60min。

(4)在先兆症状发生同时或先兆发生后60min内出现头痛，头痛符合无先兆偏头痛诊断标准中的(2)～(4)项。

(5)不能归因于其他疾病。

五、鉴别诊断

(一)丛集性头痛

是一侧眼眶周围发作性剧烈疼痛，持续15min～3h，发作从隔天1次到每天8次。反复密集发作是其突出的特征，为单侧头痛，伴有同侧结膜充血，流泪、流涕，前额和面部出汗和Horner征等临床表现。

(二)紧张性头痛

是双侧枕部或全头部紧缩性或压迫性头痛，多为持续性，偶为阵发性、搏动性头痛，很少伴有恶心、呕吐。常见于青、中年女性，不良情绪刺激和其他心理因素可加重头痛症状。

(三)Tolosa-Hunt综合征

传统称为痛性眼肌麻痹，临床特点是阵发性眼球后及眶周的顽固性胀痛、刺痛或撕裂样疼痛，伴有动眼神经、滑车神经和(或)外展神经麻痹，眼肌麻痹可与疼痛同时出现或疼痛发作后2周内出现，MRI或活检可发现海绵窦、眼上裂或眼眶内有肉芽肿病变。本病属于良性疾病，持续数周后能自行缓解，可反复发作，糖皮质激素治疗效果明显。

(四)症状性偏头痛

是指由于头颈部血管性病变如缺血性脑血管疾病、脑出血、未破裂的囊状动脉瘤和动静脉血管畸形、颅内肿瘤、颅内感染、头颅其他器官病变等导致的头痛。这些继发性头痛在临床上也可表现为类似偏头痛性质的头痛，可伴有恶心、呕吐，但无典型偏头痛发作过程，大多有局灶性神经功能缺失或刺激症状，颅脑影像学检查可发现病灶。由于内环境紊乱的头痛如高血压危象、高血压脑病、子痫或先兆子痫等，多表现为双侧搏动性头痛，头痛的发生与血压升高密切相关，神经影像学检查可发现脑组织肿胀等改变。

(五)药物过量使用性头痛

属于继发性头痛。药物过量主要是指药物使用过于频繁且规则，如每月或每周有相对固定时间。临床常见每月规则服用麦角胺、曲普坦、阿片类药物等≥10d或单纯止痛药≥15d，连续3个月以上，在上述药物过量使用期间头痛发生或明显恶化。头痛发生与药物有关，可呈类偏头痛样或同时具有偏头痛和紧张型头痛性质的混合性头痛，头痛在药物停止使用后 2 个月内缓解或回到原来的头痛模式。药物过量使用性头痛对预防性治疗措施无效。

六、治疗

治疗目的是减轻和终止头痛的发作，缓解及消除伴发症状，预防头痛复发。传统治疗是以药物治疗为主要手段，而现代医学更强调非药物治疗。非药物治疗主要是加强宣教，使患者了解偏头痛的发病机制和防治措施，帮助患者树立信心，确立正确的防治观念和目标，保持健康的生活方式，寻找避免各种偏头痛的诱因。

（一）发作期的治疗

临床治疗偏头痛应越早越好，如果能够在先兆症状发生时积极治疗，就有可能阻止头痛的发作，减轻患者的痛苦。治疗药物包括非特异性止痛药如非甾体抗炎药（NSALDs）和阿片类药物，特异性药物如麦角类制剂和曲普坦类药物。药物选择应根据头痛程度、发作频率、患者的年龄和体重、伴随症状、既往用药反应等综合考虑，目前普遍采用的是阶梯法、分层选药，进行个体化治疗。

1.轻至中度头痛

单用 NSAIDs（如对乙酰氨基酚、萘普生、布洛芬）等可有效，如无效再用偏头痛特异性治疗药物。阿片类制剂如哌替啶对偏头痛急性发作也有效，因其具有成瘾性，不推荐常规用于偏头痛的治疗，但对于有麦角类制剂或曲普坦类应用禁忌的病，如合并有心脏病、周围血管病或妊娠期偏头痛，则可给予哌替啶治疗以终止偏头痛急性发作。

2.中至重度头痛

可直接选用偏头痛特异性治疗药物以尽快改善症状，部分患者虽有严重头痛但以往发作对 NSAIDs 反映良好者，仍可选用 NSAIDs。①麦角类制剂：为 $5-HT_1$受体非选择性激动剂，药物有麦角胺和二氢麦角胺（DHE），能终止偏头痛的急性发作。②曲普坦类：为 $5-HT_{1B/1D}$受体非选择性激动剂，可能通过收缩脑血管、抑制周围神经和“三叉神经颈复合体”二级神经元的神经痛觉传递，进而发挥止痛作用。常用药物有舒玛曲普坦、那拉曲普坦、利扎曲普坦、佐米曲普坦、阿莫曲普坦。麦角类和曲普坦类药物不良反应包括恶心、呕吐、心悸、烦躁、焦虑、周围血管收缩，大量长期应用可引起高血压和肢体缺血性坏死。以上两类药物具有强力的血管收缩作用，严重高血压患者、心脏病患者和（或）孕妇均为禁忌。另外，如麦角类和曲普坦类药物应用过频，则会引起药物过量使用性头痛，为避免这种情况发生，建议每周用药不超过 3d。

近年来发展起来的CGRP受体拮抗药有望成为终止偏头痛急性发作安全有效的特异性药物。

3.伴随症状

恶心、呕吐是偏头痛最常见的伴随症状,也是药物常见的不良反应,因此合用止吐剂(如甲氧氯普胺10mg肌内注射)是必要的,对于严重呕吐者可给予小剂量奋乃静、氯丙嗪。有烦躁者可给予苯二氮䓬类药物以促使患者镇静和入睡。

(二)预防性治疗

适用于:①频繁发作,尤其是每周发作1次以上,严重影响日常生活和工作的患者。②急性期治疗无效,或因不良反应和禁忌证无法进行急性期治疗者。③可能导致永久性神经功能缺损的特殊变异型偏头痛,如偏瘫性偏头痛、基底型偏头痛或偏头痛性梗死。

临床用于偏头痛预防的药物包括:①β-肾上腺素能受体阻滞药,如普萘洛尔、美托洛尔。②钙通道阻滞药,如氟桂利嗪、维拉帕米。③抗癫痫药,如丙戊酸、托吡酯加巴喷丁。④抗抑郁药,如阿米替林、丙米嗪、氟西丁。⑤5-HT受体拮抗药,如苯噻啶。其中,普萘洛尔、阿米替林和丙戊酸3种在结构上无关的药物,是预防性治疗的支柱,一种药物无效可选用另一种药物。偏头痛的预防包括改善生活习惯、避免不良药物、注意环境和气温变化等。

七、偏头痛的预防及预后

临床实践证实,给予患者科学的指导和认真查找相关诱因,就能够减少或避免头痛的发作。包括改善不良生活习惯如酗酒、睡眠不足或过多、注意情绪变化等,避免服用不良药物如血管扩张药、大量服用镇痛药或神经兴奋药物、避孕药等,注意环境和气温变化如噪声、强光、时差、忽冷忽热及强烈气味等。

偏头痛患者的预后良好。大多数偏头痛患者可随年龄的增长而症状逐渐缓解。

第二节 紧张型头痛

紧张型头痛以往称为紧张性头痛或肌收缩性头痛,是双侧枕部或全头部紧缩性或压迫性头痛。约占头痛患者的40%,是临床最常见的慢性头痛。

一、病因和发病机制

病理生理学机制尚不清楚，目前认为周围性疼痛机制和中枢性疼痛机制与紧张型头痛的发病有关。周围性疼痛机制认为，紧张型头痛患者由于颅周肌肉或肌筋膜结构收缩或缺血、细胞内外钾离子转运异常、炎症介质释放增多等，颅周肌筋膜组织痛觉敏感度明显增加，易引起颅周肌肉或肌筋膜结构的紧张和疼痛，它在发作性紧张型头痛的发病中起重要作用。中枢性疼痛机制可能是引起慢性紧张型头痛的重要机制。慢性紧张型头痛患者由于脊髓后角、三叉神经核、丘脑、皮质等功能和(或)结构异常，对触觉、电和热刺激的痛觉阈明显下降，易产生痛觉过敏。中枢神经系统功能异常可有中枢神经系统单胺能递质慢性或间断性功能障碍。神经影像学研究证实慢性紧张型头痛患者存在灰质结构容积减少，提示紧张型头痛患者存在中枢神经系统结构的改变。另外，应激、紧张、抑郁等也有与持续性颈部及头痛肌肉收缩有关，也能加重紧张型头痛。

二、临床表现

患者病前多有不良情绪史，多在 30 岁左右发病，随着年龄的增长患病率增加，男女均可患病，女性稍多见。头痛多位于两额及枕、颈部，呈持续性钝痛，患者常诉头部有紧箍感和重压感，一般不伴恶心和呕吐。许多患者可伴有头昏、失眠、焦虑或抑郁等症状。偶有患者出现恶心、畏光或畏声等症状。体检可发现疼痛部位肌肉触痛或压痛点，少数患者牵拉头发也有疼痛，颈肩部肌肉有僵硬感，捏压时肌肉感觉舒适。紧张型头痛患者头痛期间日常生活与工作常不受影响。传统上认为紧张型疼痛与偏头痛是不同的两种疾病，但部分病例却兼有两者的头痛特点。

三、诊断

根据患者的临床表现和神经系统检查有肌肉压痛点等，排除颅颈部疾病如颈椎病、占位性病变和炎症性疾病等，通常可以诊断。HIS 最新紧张型头痛诊断标准如下。

（一）偶发性发作性紧张型头痛诊断标准

(1)符合(2)～(4)特征的至少 10 次发作；平均每月发作＜1d；每年发作＜12d。

(2)头痛持续 30min～7d。

(3)至少有下列中的 2 项头痛特征：①双侧头痛。②性质为压迫性或紧箍样(非搏动样)。③轻或中度头痛。④日常生活(如步行或上楼梯)不会加重头痛。

(4)符合下列 2 项:①无恶心或呕吐。②畏光、畏声中不超过 1 项。

(5)不能归因于其他疾病。

根据触诊颅周肌肉是否有压痛可分为与颅周肌肉紧张有关的偶发性发作性紧张型头痛、与颅周肌肉紧张无关的的偶发性发作性紧张型头痛两类。

(二)频发性发作性紧张型头痛诊断标准

(1)符合(2)~(4)特征的至少 10 次发作;平均每月发作≥1d 而≤15d,至少 3 个月以上;每年发作≥12d 而<180d。

(2)头痛持续 30min~7d。

(3)至少有下列中的 2 项头痛特征:①双侧头痛。②性质为压迫性或紧箍样(非搏动样)。③轻或中度头痛。④日常生活(如步行或上楼梯)不会加重头痛。

(4)符合下列 2 项:①无恶心或呕吐。②畏光、畏声中不超过 1 项。

(5)不能归因于其他疾病。

根据触诊颅周肌肉是否有压痛可分为与颅周肌肉紧张有关的频发性发作性紧张型头痛、与颅周肌肉紧张无关的频发性发作性紧张型头痛两类。

(三)慢性紧张型头痛诊断标准

(1)符合(2)~(4)特征的至少 10 次发作:平均每月发作≥15d,3 个月以上;每年发作≥180d。

(2)头痛持续 30min~7d。

(3)至少有下列中的 2 项头痛特征:①双侧头痛。②性质为压迫性或紧箍样(非搏动样)。③轻或中度头痛。④日常生活(如步行或上楼梯)不会加重头痛。

(4)符合下列 2 项:①畏光、畏声、轻度恶心中不超过 1 项。②无中、重度恶心和呕吐。

(5)不能归因于其他疾病。

根据触诊颅周肌肉是否有压痛可分为与颅周肌肉紧张有关的慢性紧张型头痛、与颅周肌肉紧张无关的慢性紧张型头痛两类。

四、治疗

本病的许多治疗药物与偏头痛用药相同。急性发作期用对乙酰氨基酚、阿司匹林等非甾体抗炎药,麦角胺或二氢麦角胺等亦有效。对于频发性和慢性紧张型头痛,应采用预防性治疗,可选用三环类抗抑郁药如阿米替林、多塞平,或选择 5-羟色胺重摄取抑制剂如舍曲林、火氟西汀等,或肌肉松弛剂如盐酸乙哌立松、巴氯芬等。伴失眠者可以给予苯二氮䓬类药如地西泮 10~20mg/d 口服。口服药物疗效不佳者,可给予 A 型肉毒杆菌毒素治疗,A 型肉毒杆菌毒素的一个优点就是可以针对病变肌肉进行治疗，而现有的药物治疗不可能做到这一点。非药物疗法包括松弛治疗、物理治疗、生物反馈和针灸治疗等也可改善部分病例的临床症状。由于繁重的学习和工作压力造成的精神紧张、情绪异常以及睡眠严重不足等是导致紧张性头痛的重要原因，因此心理治疗也非常重要。

第三节　丛集性头痛

丛集性头痛临床上又称为偏头痛性神经痛、组胺性头痛、岩神经痛。是一种原发性神经血管性头痛，临床表现是一侧眼眶周围的剧烈疼痛，突出特点是反复密集的发作，往往伴有同侧自主神经症状如眼结膜充血、流泪、瞳孔缩小、眼睑下垂，以及头面部出汗等。多在每天固定时间发作，持续时间不等，长达数周至数月。

一、发病机制

丛集性头痛的发病机制尚不明确。有证据显示与免疫反应有关，丛集性头痛患者发作期静脉血中CGRP明显增高，提示三叉神经血管复合体参与丛集性头痛的发病。丛集性头痛发作存在昼夜节律性和同侧颜面部的自主神经症状，普遍认为可能与日周期节律的控制中心和自主神经活动中枢——下丘脑的神经功能紊乱有关。功能神经影像学fMRI和PET研究证实丛集性发作期存在下丘脑后部灰质的异常激活，痛发生一侧的下丘脑灰质密度增加，这与丛集性头痛急性发作期的正电子发射型断层扫描术观察到的活动区域几乎完全一致，而下丘脑是与周期节律性有关的脑区部分。目前广泛开展的微创手术——下丘脑后部灰质的深部脑刺激术，使药物难以控制的丛集性头痛得到了有效治疗，更证实下丘脑神经功能紊乱是丛集性头痛的重要病因。因此，丛集性头痛可能是下丘脑神经功能障碍引起的、三叉神经血管复合体参与的原发性神经血管性头痛。

二、临床表现

平均发病年龄较偏头痛晚，约为25岁，部分患者可有家族史。以男性多见，约为女性的3～4倍。头痛突然发生，无先兆症状，几乎于每天同一时间，常在晚上发作，使患者从睡眠中痛醒。头痛位于一侧眶周、眶上、眼球后和(或)颞部，呈尖锐、爆炸样、非搏动性剧痛。头痛达高峰时，患者常以手击头部，甚至以头撞墙，患者因头痛难忍而烦躁不安。头痛发作持续数十分钟，极少超过4h。发作频度不一，从一天8次至隔天1次，疼痛时常伴有同侧颜面部自主神经功能症状，表现为结膜充血、流泪、流涕等副交感亢进症状，偶有瞳孔缩小和眼睑下垂等Horner征，较少伴有恶心、呕吐。头痛发作可连续数周至数月(常为2周至3个月),在此期间患者头痛呈一次接一次地成串发作,故称为丛集性头痛。丛集发作期常在每年的春季和秋季。丛集发作期后可有数月或数年的间歇期。在丛集期,饮酒、紧张、血管扩张药均可诱发头痛发作,而在间歇期,均不会引起头痛发作。

三、诊断

根据中青年患者尤其是男性患者,无先兆症状,突然出现的发作性单侧眶周、眶上和(或)颞部严重或极度严重的疼痛,可伴有同侧结膜充血、流泪、眼睑水肿、流涕、前额和面部出汗、瞳孔缩小、眼睑下垂等自主神经症状,发作时坐立不安,易激惹,并具有反复密集发作的特点,神经系统查体无其他局灶体征,神经影像学排除引起头痛的颅内器质性病变,可作出丛集性头痛的诊断。当至少有两次丛集期持续7～365d,两次丛集期之间无痛间歇期≥1个月,则称为发作性丛集性头痛;一旦丛集期>1年,无间歇期或间歇期<1个月,则称为慢性丛集性头痛。

四、鉴别诊断

(一)发作性偏侧头痛

女性较多见,为一侧眶周、眶上和(或)颞部剧烈头痛,可伴同侧结膜充血、流泪、鼻塞、流涕、前额和面部出汗、瞳孔缩小、眼睑下垂等。本病头痛发作持续时间为2～30min,发作频率常为每天5次以上,吲哚美辛能控制头痛发作。

(二)偏头痛

好发于青少年女性,头痛前可有先兆症状,头痛常呈搏动性,常伴恶心、呕吐症状,部分有家族史等。

五、治疗

急性期的治疗:吸氧疗法因无禁忌证、安全、无明显不良反应,为头痛发作时首选的治疗措施,给予吸入纯氧,流速7～10L/min,10～20min,可有效阻断头痛发作,约70%患者有效。5-$HT_{1B/D}$受体激动药舒马曲普坦皮下注射或经喷鼻吸入、佐米曲普坦经喷鼻吸入,麦角类制剂二氢麦角胺静脉注射,可迅速缓解头痛,心脑血管疾病和高血压是禁忌证。4%～10%利多卡因1mL经患侧鼻孔滴入,可使1/3的患者头痛获得缓解,可能是通过阻断蝶腭神经节而发挥药效。对于难治性的丛集性头痛。γ刀疗法和对丘脑下部深度刺激疗法显示有效性,长期预后需要进一步观察。

六、预防性治疗

丛集性头痛发作疼痛程度剧烈、患者痛苦不堪，因此预防性治疗非常重要。预防性药物包括维拉帕米、锂制剂和糖皮质激素等。

维拉帕米 240～320mg/d 可有效预防丛集性头痛发作，可在用药 2～3 周内发挥最大疗效。锂制剂也可预防丛集性头痛发作，但起效较维拉帕米缓慢，治疗窗窄，仅适用于其他药物无效或有禁忌证者。锂制剂主要不良反应为甲状腺功能亢进、震颤和肾功能损害等。糖皮质激素如泼尼松 40～60mg/d，常可预防头痛的发作，第 2 周逐渐减量停药。其他用于丛集性头痛的预防药物还包括托吡酯、丙戊酸、苯噻啶、吲哚美辛和褪黑素等。丛集性头痛发作有某些诱发因素，如饮食中的牛奶、奶酪制品、咖啡、浓茶、鸡、蛋类。因此，要尽早发现并避免食用致敏食品。

参考文献

[1]陈晓锋,梁健,唐友明.神经内科医师手册[M].北京:化学工业出版社,2014.

[2]王伟.神经内科疾病诊疗指南[M].3 版.北京:科学出版社,2013.

[3]李晓红,杜国英,马洪亮.脑卒中[M].北京:化学工业出版社,2012.

[4]于逢春.脑血管病与睡眠障碍[M].北京:人民军医出版社,2012.

[5]徐长春.神经内科常见病诊疗学[M].北京:中国出版集团,2012.

[6]崔丽英.神经内科诊疗常规[M].北京:中国医药科技出版社,2012.

[7]许志强,徐伦山.神经内科临床速查手册[M].北京:人民军医出版社,2012.

[8]李智文,王柠.神经内科医师查房手册[M].北京:化学工业出版社,2012.

[9]曾进胜.神经内科疾病临床诊断与治疗方案[M].北京:科学技术文献出版社,2011.

[10]高维滨,高金立,吕芳.神经疾病现代中西医治疗[M].北京:人民军医出版社,2011.

[11]贾建平.神经内科疾病临床诊疗规范教程[M].北京:北京大学医学出版社,2010.

[12]史福平,邸卫英,邸鸿雁.神经内科疾病诊断与治疗[M].上海:第二军医大学出版社,2010.

[13]张朝东,刘盈.神经精神系统疾病[M].上海:上海科学技术出版社,2008.

[14]吴以岭,赵新民,刘增祥.神经内科疾病[M].北京:中国医药科技出版社,2007.

[15]万琪.神经内科疾病诊断流程与治疗策略[M].北京:科学出版社,2007.